嚥下調整食 学会分類2013に基づく

市販食品300
Food on Market

2018年データ更新版

編著　栢下　淳　　藤島一郎

著　　田中陽子　　江頭文江　　桜井史明
　　　吉村　遥　　山縣誉志江　吉田光由

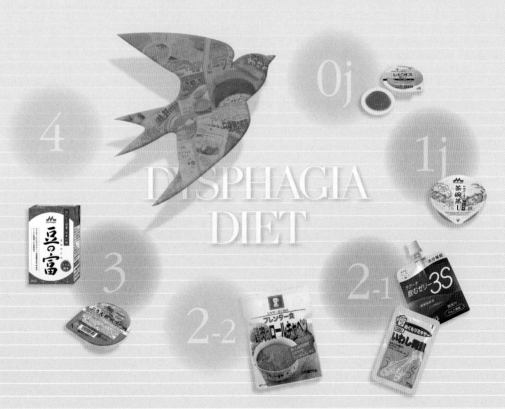

DYSPHAGIA DIET

医歯薬出版株式会社

編者	
	栢下　淳　かやしたじゅん 県立広島大学人間文化学部健康科学科　教授
	藤島一郎　ふじしまいちろう 浜松市リハビリテーション病院　病院長

執筆者 (執筆順)	
	藤島一郎　ふじしまいちろう 編者に同じ
	栢下　淳　かやしたじゅん 編者に同じ
	田中陽子　たなかようこ 県立広島大学大学院総合学術研究科
	江頭文江　えがしらふみえ 地域栄養ケアPEACH厚木　代表
	桜井史明　さくらいふみあき 元 県立広島大学大学院総合学術研究科
	吉村　遥　よしむらはるか 元 県立広島大学人間文化学部健康科学科
	山縣誉志江　やまがたよしえ 県立広島大学人間文化学部健康科学科　助教
	吉田光由　よしだみつよし 広島大学大学院医歯薬保健学研究科　准教授

This book was originally published in Japanese
under the title of :

ENGECHOUSEISHOKU GAKKAIBUNRUI 2013 NI MOTOZUKU SHIHANSHOKUHIN 300 2018 NEN DETA KOSHINBAN
(Classification of 300 foods on market based on Japanese Dysphagia Diet 2013 2nd edition)

Editors :
KAYASHITA, Jun
　Professor
　Faculty of Human Culture and Science Department of Health Sciences, Prefectural University of
　Hiroshima
FUJISHIMA, Ichiro
　Director
　Hamamatsu City Rehabilitation Hospital

Ⓒ 2015　1st ed.
Ⓒ 2018　2nd ed.

ISHIYAKU PUBLISHERS, INC.
　7-10, Honkomagome 1 chome, Bunkyo-ku,
　Tokyo 113-8612, Japan

表紙・本文デザイン：
M's　杉山光章

序

　臨床現場からのニーズに従い物性調整した市販食品は，続々と開発される一方，淘汰（終売）される製品もあります．『嚥下調整食 学会分類2013に基づく市販食品300（第1版）』は，2015年9月に上市し，3年が経過しました．先日，本書掲載品のうち終売した製品を数えると28にも上り，1割近くに相当することがわかりました．一方，新しい製品は終売したものよりも多くの数が発売されております．また，製品の販売会社が変更されたり，パッケージがリニューアルされたものも相当数あります．本書はできるだけ新しい情報を届けることを使命と考えておりますので，この機会に掲載している市販食品を見直し，『嚥下調整食 学会分類2013に基づく市販食品300　2018年データ更新版（第2版）』を上市することにしました．

　本書に掲載している製品は，摂食嚥下機能が低下した人に向けたものですので，物性の指標である，かたさ，付着性，凝集性に配慮されています．これを上手に活用していただければと思います．例えば，摂取される方がある製品を食べてうまく飲み込めない場合には，かたさの数値を参考に，より軟らかい製品か，付着性の数値を参考に，より付着性の少ない製品を選べるように個々の製品の物性値は掲載しています．

　さらに物性以外の観点から，栄養不足にならないようにエネルギー量を付加した製品や，機能的な生理作用のある素材を添加した製品なども開発されています．

　摂食嚥下機能の低下した方の市販食品の選択に，本書を活用していただければ幸甚です．

2018年8月

編著者

■ 2018年データ更新版（第2版）の改訂内容
・販売終了品の削除（28製品），新規製品の追加（23製品），既掲載製品の食品物性データの改訂（8製品），リニューアル等，メーカー公表データの変更にともなう既掲載製品の栄養価データの修正（32製品）および製品名の変更（2018年7月現在），販売会社の変更（株式会社三和化学研究所の製品は，ニュートリー株式会社の製品に），写真の現行製品への差替え．
・3つのコラムの追加（「とろみ調整食品の使用量の目安」，「常食を食べ続けるために」，「経腸栄養剤にとろみをつける」）．

CONTENTS

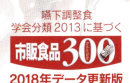

1 嚥下障害の方への市販食品の利用と有用性 ……藤島一郎 1
- 食塊について …… 2
- 品質の安定性と利便性 …… 3
- 利用の仕方と費用 …… 4

2 学会分類2013に沿った市販食品分類の意義 ……栢下 淳 6
- 食形態の分類 …… 8
- ゼリー飲料（いわゆるドリンクゼリー）について …… 11
- 学会分類2013と嚥下食ピラミッドの関連性 …… 11
- とろみの分類 …… 12

3 学会分類2013に沿った市販食品選択に有用な方法 ……田中陽子 14
- 適切な食事形態を選択することの必要性 …… 14
- 舌圧の食事形態選択への応用 …… 14

4 学会分類2013に沿った在宅での市販食品選択のポイント ……江頭文江 21
- 市販食品の購入手段 …… 22
- 市販食品の選び方 …… 22
- 学会分類2013をどのように一般の人に伝えるか …… 23
- どうやったら学会分類2013と市販食品を個々にマッチできるか …… 24
- 市販食品を用いた在宅食支援の例 …… 25

5 | 学会分類 2013 に沿った市販食品の分類方法
　　……………………………………………… 桜井史明・吉村　遥・山縣誉志江　28

　市販食品の分類……………………………………………………………………28
　物性の測定方法……………………………………………………………………29
　ゲル状の製品の離水測定方法……………………………………………………30
　コード 2 に分類される製品の粒の量の測定方法………………………………35

6 | 市販食品の利用のための食事観察のコツ ……………… 吉田光由　37

　「食べる」を考える…………………………………………………………………37
　プロセスモデルとは………………………………………………………………38
　食事観察のポイント………………………………………………………………39
　ミールラウンドのすすめ…………………………………………………………40

市販食品集 ……………………………………………………………………43

　コードの分類方法について………………………………………………………44
　0j　コード 0 j　　（嚥下訓練食品 0 j）……………………………………46
　1j　コード 1 j　　（嚥下調整食 1 j）………………………………………51
　2-1　コード 2-1　（嚥下調整食 2-1）………………………………………98
　2-2　コード 2-2　（嚥下調整食 2-2）……………………………………116
　3　コード 3　　　（嚥下調整食 3）………………………………………120
　4　コード 4　　　（嚥下調整食 4）………………………………………123

【資料】学会分類 2013 早見表…………………………………………………126
販売会社別製品名さくいん………………………………………………………128

COLUMN
　形を残してやわらかく……………………………………………………………5
　すばやく安定した物性の嚥下造影検査食の作製を……………………………20
　筋肉を増やすロイシン……………………………………………………………27
　とろみ調整食品の使用量の目安…………………………………………………50
　常食を食べ続けるために…………………………………………………………97
　経腸栄養剤にとろみをつける…………………………………………………115
　学会分類 2013 と他分類の対応…………………………………………………125

1 嚥下障害の方への市販食品の利用と有用性

　古来，人も含めた動物は口から食べられなくなることは死を意味していた．人類においては医学が進歩して点滴や経管栄養で救命されるという画期的な医療技術が導入され，生命予後は格段に延長した．その後，嚥下障害に関して書籍や論文が多数発行され，学会や研究会なども盛んになり，軽症から重症までの嚥下障害に対してさまざまなアプローチが行われているが，「口から食べられなくなること＝嚥下障害」は未だに我々を悩ませ続けている．

　さて嚥下（調整）食に関してはかなり以前から介護や看護の現場で利用されてきたが，筆者が「脳卒中の摂食・嚥下障害（初版）」[1]の中で初めて嚥下食を大きく取り上げた頃から医学の問題として注目されるようになった．この本の中では，嚥下障害のリハビリテーションには基礎訓練だけでなく摂食訓練が必要であり，そのためには食べやすい食品の提供が不可欠であること，難易度の異なる段階的な嚥下食が安定的に提供されるシステムが必要なことなどを述べた．この考えは多くの医療者の支持を得て今日につながっている．聖隷三方原病院で始めたこの段階的な嚥下食の体系は金谷によって嚥下食ピラミッドとして発表され[2]，その後広く利用されるようになり，本書で取り上げられている「日本摂食嚥下リハビリテーション学会嚥下調整食分類2013」（学会分類2013）[3]の中にも活かされている．

　学会分類の中で分類作成の目的は，以下のようになっている．

　「本邦においては従来，米国のNational Dysphagia Diet（2002）[4]のような統一された嚥下調整食の段階が存在せず，地域や施設ごとに多くの名称や段階が混在している．急性期病院から回復期病院，あるいは病院から施設・在宅およびその逆などの連携が普及している今日，統一基準や統一名称がないことは，摂食・嚥下障害者および関係者の不利益となっている．

　また，診療報酬収載が遅れていることについても，コンセンサスを得た分類がないことが要因のひとつとなっていることは否めない．

　そこで，この学会分類2013は，国内の病院・施設・在宅医療および福祉関係者が共通して使用できることを目的とし，食事（嚥下調整食）およびとろみについて，段階分類を示した．」

　現在，市販のとろみ剤や嚥下補助食品なども豊富に出回るようになり，数年

前から名称や分類を統一してほしいという数多くの要望が学会に寄せられるようになっていた．このような状況下で学会分類が提案されたことはたいへん意義深い．

本章では嚥下障害患者の方への治療や介護における市販食品の嚥下調整食（以下，嚥下食）の利用について，臨床に基づいた筆者の考えを述べる．

食塊について

我々は硬い食品やぱさぱさした食品を口腔内で噛み砕き，唾液と混ぜ合わせて（＝咀嚼して）「嚥下できる安全な食塊」にしてから咽頭に送り込み嚥下している（図1）．健常者では，嚥下できる食塊の物性の範囲はかなり大きいと考えられる．一方，嚥下障害になるとその範囲が限定されてくる．しかし口腔機能がよければ，十分咀嚼することで嚥下できる物性の範囲は拡大する．

具体的な例を示す．図2はあいーと®を咀嚼した場合のデータである[5]．あいーと®を，①プランジャーによる押しつぶし（機械破壊）と，②健常者による咀嚼の2つの方法により，物性値の変化を比較すると同時に，基準となるミキサー食（浜松市リハビリテーション病院で使用している嚥下食Ⅲ：学会分類2013では2-2）とあいーと®の違いについて，さらにプランジャーによる機械破壊と人の咀嚼試験の差について検討したものである．あいーと®のかたさ，凝集性は機械破壊，咀嚼によってミキサー食に近づき，機械破壊よりも咀嚼の方が，よりミキサー食のかたさ・凝集性に近づいている．機械破壊と咀嚼の差は，上から圧縮するだけの機械破壊と異なり，咀嚼では口腔内での食塊形成運動や，唾液の影響を受けるためと考えられる．

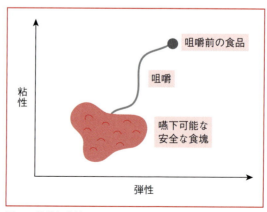

図1　咀嚼と食塊
(Coster ST, Schwarts WH: Dysphagia, 1:113〜118, 1987[7])

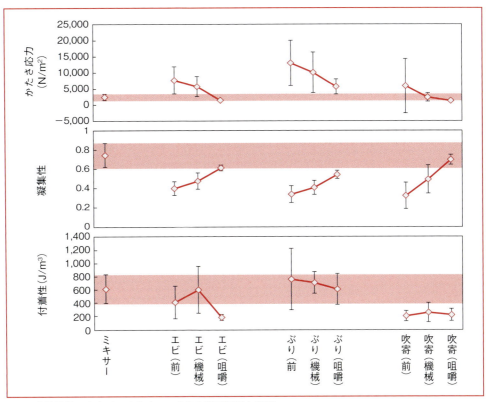

図2 物性比較：ミキサー食とあいーと®の機械破断と咀嚼

(藤島一郎ほか：嚥下医学, 4(1)：100～105, 2015[5])

嚥下障害患者にとってふさわしい嚥下食について検討するときには，その物性だけでなく食塊形成の要素を忘れてはならない．嚥下できる安全な食塊は，人によって異なり，咀嚼などでもさまざまな条件からかなり影響を受けるということを理解しておく必要がある．

品質の安定性と利便性

嚥下食は厳密に物性が規定されている訳ではない．学会分類2013においても定性的に特徴が記載されているだけである．筆者が発表した嚥下食の5段階と，その後の金谷の嚥下食ピラミッドの基礎となったのは，脳卒中の嚥下障害患者に対する嚥下造影所見と臨床的経験である．経験豊富な医師と言語聴覚士，管理栄養士が官能検査を繰り返して分類したものである．その後，栢下らが嚥下食ピラミッドの物性を測定して発表しているが，ばらつきは大きい．病院や施設でゼリー食，ミキサー食などを調理して提供した場合でも，使用する食材，水分含有量により，また提供する時の温度，作成してからの時間で物性

はかなり変化する．誤解を恐れずに述べれば，かなり「いい加減」なのである．また患者さんの嚥下機能にも好不調があり，一律ではない．実際の臨床場面では同じ嚥下食を提供したとしても，手作りの場合は前回と全く同じ物性とは限らないことが問題である．

一方，市販の食品は物性がかなり安定しているという利点がある．自分で作成したお茶や果汁のゼリーはつくるたびにかたさなどが異なるが，エンゲリード®はいつでもどこでも物性は安定している．また，介護ショップのみならず通信販売ないし宅配サービス[6]などで手軽に入手できる利便性も忘れてはならない．介護者にとって介護は食事だけでなく排泄や入浴，更衣などADL（日常生活動作）全般に渡ることが多く，調理にかけられる時間は限られている．また，必ずしも料理の得意な介護者ばかりとは限らない．そうした状況の中で，嚥下食として安定した物性の市販食品が利用できることは大変有益であることに異論はない．本書で取り上げる学会分類2013に沿った市販食品を有効に活用したいものである．

利用の仕方と費用

3食とも市販食品を利用するということもあると思われるが，不足分を補うという利用法が一般的であり効果的であると思われる．ミキサー食や軟菜などの食事をとっている場合にも，水分補給，エネルギー補給，たんぱく質補給など的を絞って，それに合わせた市販食品を使用することは有用である．必ずしも嚥下障害や介護用に開発された食品だけを使用するというわけではなく，ごく普通のアイスクリーム，たまご豆腐，デザート用ゼリーなど個別の患者の嚥下状態に合わせて，物性を自分で確認しながら臨機応変に対応する．また暑い夏などは，液状栄養食やとろみ水をシャーベット状に凍らせて供したりすることも喜ばれる．施設であったり，在宅であったり置かれた環境に対応してさまざまな創意工夫が望まれる．

一方，市販食品を利用する場合に問題となるのは費用負担である．自分で調理して作成することに比べて価格が高くなるデメリットは致し方ない．液状栄養食の場合は薬剤として処方できるものを選ぶと保険がきく．なるべく利用者の経済的負担の軽減に配慮したい．今後，超高齢化が進む社会に向けて，市販食品がより低価格で入手できるようにメーカーの努力にも期待したい．

以上，嚥下障害の方への市販食品の利用と有用性について筆者の考えを述べた．本書により市販食品が学会分類2013に準じて整理されることにより，より利用しやすくなることを期待する．

（藤島一郎）

参考文献

1) 藤島一郎：脳卒中の摂食・嚥下障害．医歯薬出版，1993，p.81～86．
2) 金谷節子（編著）：嚥下食のすべて．医歯薬出版，2006．
3) 日本摂食・嚥下リハビリテーション学会医療検討委員会嚥下調整食特別委員会：日本摂食・嚥下リハビリテーション学会嚥下調整食分類2013．日本摂食・嚥下リハビリテーション学会雑誌，17(3)：255～267, 2013．
4) National Dysphagia Diet Task Force: National dysphagia diet, Standardization for optimal care. American Dietetic Association, Chicago, 2002.
5) 藤島一郎ほか：酵素均質浸透法で作成した食品（あいーと®）の機械的破断および咀嚼による物性値の変化．嚥下医学，4(1)：100～105, 2015．
6) ヘルシーネットワーク．http://www.healthynetwork.co.jp/
7) Coster ST, Schwarts WH: Rheology and the swallow-safe bolus. Dysphagia, 1:113～118, 1987.

COLUMN　形を残してやわらかく

①**凍結含浸法**：さまざまな物質を食材内部に急速導入する技術で，広島県の県立総合技術研究所食品工業技術センターで確立された．分解酵素を導入すれば，食材本来の外観を保ったまま，酵素の働きで食材を丸ごと軟化することができる．そのやわらかさは，通常の加熱調理では実現しにくいものが多い（**写真1**）．このため，超高齢化の進行に伴い，凍結含浸法の実用化や導入事例が増加している．

凍結含浸法は，野菜，肉・魚介類など多くの食材に適用できるため，多様な食事メニューを構成することができる．医療機関での臨床検査を通じて嚥下時の安全性や，介護施設での喫食者の食欲増進と栄養状態の維持改善などが検証されている．

このような食品は，喫食者にとって食べる喜び，楽しさを感じられるバリアフリー型の食品であり，QOLを高めることにもつながる（**写真2**）．この凍結含浸法にかかわる一連の特許は広島県が有している．

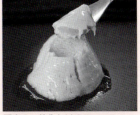

写真1　軟化たけのこ

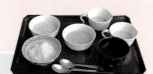

従来のミキサー食による事例

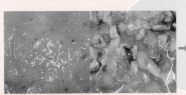

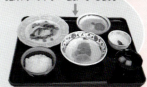

凍結含浸食材による食事

写真2　食事導入事例

②**酵素均浸法**：食材ごとに最適な酵素を選び，圧力を調整しながら浸透させる技術で，形が崩れないギリギリのやわらかさに仕上げながらも，食材のもつ本来の食感も残す．また，食材の細胞損傷が少ないので，栄養素の漏出，風味や色の抜けがなく，食材本来の栄養素，風味，色調が自然のまま保たれている．この技術で作成された商品を「あいーと®」とよび，多くの種類が販売されている（**写真3**）．

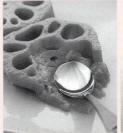
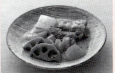

写真3　れんこんの潰し（左）とすき焼き風寄せ煮（右）

2 学会分類 2013 に沿った市販食品分類の意義

　日本における嚥下障害の方の割合を調べた結果では，一般病院 13.6%，回復期病院 31.6%，医療療養施設 58.7%，介護療養施設 73.7%，老健 45.3%，特養 59.7% と入院患者や高齢者福祉施設の入所者で多い[1]．また，病院や高齢者施設では，平均すると 35% の方に形態調整食を提案しているとの報告もある[2]．

　咀嚼機能や嚥下機能が低下した場合は，その方の機能に適合した食事形態で提供する必要がある．一般的に嚥下しにくい食物として，液体，かたいもの（肉類，種子類など），パサつくもの（食パンなど）がよく知られている．たんぱく質やエネルギーを豊富に含む肉類などの摂取が困難になると，低栄養に陥りやすくなる．食材のかたさや形態をやわらかく調整した食事を提供する際には，水を添加して形態調整することが多いため食事のかさが増加し，必要な栄養を十分に補給できなくなる可能性が高くなる．たとえば，ごはん 100 g は，エネルギー 168 kcal，たんぱく質 2.5 g を含むが，全粥 100 g ではエネルギー 71 kcal，たんぱく質 1.1 g とエネルギーやたんぱく質はごはんの半分以下になる．このように咀嚼機能や嚥下機能が低下した方は低栄養になるリスクが上がるため体重測定などを定期的に行い，体重が低下する場合には，栄養補助食品などを利用して栄養補給量を増加する必要がある．

　高齢化が進む日本では咀嚼や嚥下機能が低下した方が多く，そういった方に対しては食材や食形態に注意を払っている．病院や施設ではその方に適した食形態の食事が提供されるが，在宅に戻った場合，家族や患者自身が食事作成を行うこともあろうが，市販食品を利用する場合もあると思われる．

　本書では，日本摂食嚥下リハビリテーション学会が作成した「嚥下調整食分類 2013」[3]（学会分類 2013）に従い，市販食品の分類を試みた．学会分類 2013 とは，嚥下調整食の臨床での共通理解を促進するために作成された分類（**表 1，図 1**）である．この分類は，急性期病院のみならず，慢性期病院，高齢者福祉施設，在宅での利用も考慮された段階づけがされたものである．嚥下食ピラミッド，特別用途食品「えん下困難者用食品」，ユニバーサルデザインフードなど他の分類との対応も考慮されている．詳細は，日本摂食嚥下リハビリテーション学会ホームページ内の本文（http://www.jsdr.or.jp/wp-content/uploads/file/doc/classification2013-manual.pdf）に掲載されている．この分

表1 学会分類2013（食事）早見表

コード		名称	形態	目的・特色	主食の例	必要な咀嚼能力	他の分類との対応
0	j	嚥下訓練食品0j	均質で、付着性・凝集性・かたさに配慮したゼリー 離水が少なく、スライス状にすくうことが可能なもの	重度の症例に対する評価・訓練用 少量をすくってそのまま丸呑み可能 残留した場合にも吸引が容易 たんぱく質含有量が少ない		（若干の送り込み能力）	嚥下食ピラミッドL0 えん下困難者用食品許可基準Ⅰ
0	t	嚥下訓練食品0t	均質で、付着性・凝集性・かたさに配慮したとろみ水（原則的には、中間のとろみあるいは濃いとろみのどちらかが適している）	重度の症例に対する評価・訓練用 少量ずつ飲むことを想定 ゼリー丸呑みで誤嚥したりゼリーが口中で溶けてしまう場合 たんぱく質含有量が少ない		（若干の送り込み能力）	嚥下食ピラミッドL3の一部（とろみ水）
1	j	嚥下調整食1j	均質で、付着性、凝集性、かたさ、離水に配慮したゼリー・プリン・ムース状のもの	口腔外で既に適切な食塊状となっている（少量をすくってそのまま丸呑み可能） 送り込む際に多少意識して口蓋に舌を押しつける必要がある 0jに比し表面のざらつきあり	おもゆゼリー、ミキサー粥のゼリー など	（若干の食塊保持と送り込み能力）	嚥下食ピラミッドL1・L2 えん下困難者用食品許可基準Ⅱ UDF区分4（ゼリー状） （UDF：ユニバーサルデザインフード）
2	1	嚥下調整食2-1	ピューレ・ペースト・ミキサー食など、均質でなめらかで、べたつかず、まとまりやすいもの スプーンですくって食べることが可能なもの	口腔内の簡単な操作で食塊状となるもの（咽頭では残留、誤嚥をしにくいように配慮したもの）	粒がなく、付着性の低いペースト状のおもゆや粥	（下顎と舌の運動による食塊形成能力および食塊保持能力）	嚥下食ピラミッドL3 えん下困難者用食品許可基準Ⅱ・Ⅲ UDF区分4
2	2	嚥下調整食2-2	ピューレ・ペースト・ミキサー食などで、べたつかず、まとまりやすいもので不均質なものも含む スプーンですくって食べることが可能なもの		やや不均質（粒がある）でもやわらかく、離水もなく付着性も低い粥類		
3		嚥下調整食3	形はあるが、押しつぶしが容易、食塊形成や移送が容易、咽頭ではらけず嚥下しやすいように配慮されたもの 多量の離水がない	舌と口蓋間で押しつぶしが可能なもの 押しつぶしや送り込みの口腔操作を要し（あるいはそれらの機能を賦活し）、かつ誤嚥のリスク軽減に配慮がなされているもの	離水に配慮した粥 など	舌と口蓋間の押しつぶし能力以上	嚥下食ピラミッドL4 高齢者ソフト食 UDF区分3
4		嚥下調整食4	かたさ・ばらけやすさ・貼りつきやすさなどのないもの 箸やスプーンで切れるやわらかさ	誤嚥と窒息のリスクを配慮して素材と調理方法を選んだもの 歯がなくても対応可能だが、上下の歯槽堤間で押しつぶすあるいはすりつぶすことが必要で舌と口蓋間で押しつぶすことは困難	軟飯・全粥 など	上下の歯槽堤間の押しつぶし能力以上	嚥下食ピラミッドL4 高齢者ソフト食 UDF区分2およびUDF区分1の一部

注釈はp127参照.『日摂食嚥下リハ会誌，17(3)：255～267，2013』[3]または日本摂食嚥下リハビリテーション学会ホームページ http://www.jsdr.or.jp/doc_manual1.html『嚥下調整食学会分類2013』を必ずご参照ください.

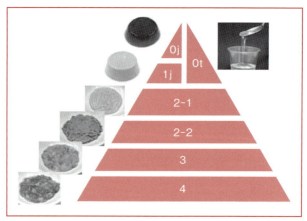

図1 学会分類2013 イメージ図

類ではコード0からコード4まで分類されている.

　学会分類2013は，コード0から2-1までは均質な食事，コード2-2から4は不均質な食事で，コード3と4は形がある食事である．本書では，均質なコード0から2-1と不均質なものを含むペースト状の食品であるコード2-2を主に協力いただいた企業の市販食品について分類を行った．学会分類2013は形態のイメージが文書で示されていることと，他の分類との互換性が示されているため，嚥下食ピラミッドの物性測定方法に準じ物性値を測定し，学会分類2013で記された形態とのすり合わせを行った．また，離水については表面に浮いている水を表面離水とし，押しつぶした際に生じる離水を内部離水とし，研究室で蓄積された評価により離水量の評価を行った．ペースト状の食品については，600μmのふるいで濾し，ふるいの上に残った食品重量およびその食品のかたさなどを測定し，研究室で蓄積された知見との比較により，均質か不均質かを判定した．

食形態の分類

コード0「嚥下訓練食」

　舌や口腔周囲をほとんど動かさなくても，スプーンですくった少量を丸呑みこみすることが可能もの．また誤嚥した場合の組織反応を考慮し，たんぱく質含有量の少ないもの．0j（jelly：ゼリー状）と0t（thick：とろみ状）の2つの形態がある．

　0jの特徴として，均質であり，粘膜への付着がほとんどなく（低付着性），まとまりがよく（凝集性が適度），丸呑み込み可能なやわらかさで口腔・咽頭

残留した場合の吸引が容易なもの，口腔内での離水が少ないものが該当する．この段階の食品摂取にあたっては体幹や頸部の姿勢も重要であり，スライス状など，すくい方や口への入れ方にも配慮が必要である．嚥下食ピラミッドL0，特別用途食品許可基準Ⅰに相当すると考えられる．

　0tは咀嚼能力が低く（自ら食塊を形成する能力が低く），嚥下時の圧バランスが不十分（咽頭部の圧形成が不足・食道入口部の開大が不足）で残留や誤嚥をしやすいなど，嚥下可能な食塊の範囲も限られている人にも適用可能である．量にも配慮してスプーンですくい，そのまま口の中に運び咀嚼を要さずに嚥下すること（丸飲みすること）を目的とする．「学会分類2013（とろみ）」の「中間のとろみ」，または「濃いとろみ」が該当する．たんぱく質含量が少ないものが該当するため，牛乳や経腸栄養剤にとろみをつけたものなどはこの段階には入らない．

コード1j「嚥下調整食1j」

　コード1jは嚥下調整食の1つであり，たんぱく質を含むものもこの範囲には入る．離水が少ないゼリー・プリン・ムース状の食品が該当する．対象者としては咀嚼・食塊形成能力が低く，また嚥下時の誤嚥のリスクもあるが，咽頭通過に適した物性の食塊であれば嚥下可能である状態を想定している．口に入れる際でも，厳密に毎回スライス状とするほどの配慮は要さない程度を想定している．口腔内で送り込む際に，舌や口腔周囲の多少の動きが必要である．歯や歯茎による押しつぶしの必要はない．

　市販されているゼリー・プリン・ムース状食品の一部には，かたさがあるため舌と口蓋で押しつぶす必要があるものもあり，これらはコード3となるので注意が必要である．また，口腔内で多量に離水するものは，コード4となる．コード1jに該当するさまざまな食品の中には，崩してかき混ぜるとコード2となるような移行的なものもありえる．

　均質であり，粘膜への付着がほとんどなく（低付着性），まとまりがよく（凝集性が適度），口腔内での離水が少ないものが該当する．

コード2「嚥下調整食2」

　スプーンですくって，口腔内の簡単な操作により適切な食塊にまとめられるもので，送り込む際に多少意識して口蓋に舌を押しつける必要があるもの．一般にはミキサー食，ピューレ食，ペースト食と呼ばれていることが多い．付着性や凝集性への配慮は必要である．たんぱく質含有量の多少は問わない．コー

ド2の中で，なめらかで均質なものを2-1，やわらかい粒などを含む不均質なものを2-2とする．対象者としては咀嚼能力としては不要でも，口に入れたものを広げずに送り込むような能力をある程度有し，若干の付着性の幅に対応可能な嚥下機能を想定している．

ミキサー食と呼ばれるものでも，管を通して胃に注入するようなミキサー食ではなく，スプーンですくうようなものを想定している．

介護食として市販されているミキサー食の多くがコード2に該当する．その中で，ざらつきや不均質を感じるものが2-2となる．

粥をミキサーにかけただけの調理では時間とともに粘度が増し，いわゆる「糊状」となってしまい，コード2に適した食品にはならない．特殊な酵素などで処理することによって時間とともに粘度が増したり，付着性が高くなったりしないように調整することができる．また，肉類は均質になりにくい食材である．

コード3「嚥下調整食3」

形はあるが，歯や補綴物がなくても押しつぶしが可能で，食塊形成が容易であり，口腔内操作時の多量の離水がなく，適度な凝集性があって咽頭通過時のばらけやすさがないものが該当する．

対象者としては舌と口蓋間の押しつぶしが可能で，つぶしたものを再びある程度まとめ（食塊形成），送り込むことができる（舌による搬送）能力が必要である．咀嚼に関連する能力では舌と口蓋間の押しつぶし能力以上が求められるが，高い咀嚼能力を有していても，嚥下障害のためにコード3の嚥下調整食が必要な場合もある．

コード1j，2までは，肉や野菜などの固形材料については，いったんミキサーにかけたりすりつぶしたりしてから再成型したものを想定しているが，コード3では粉砕再成型は必須ではない．かたさなどの物性は，コード1j，2よりも幅が広い．ゼリーであってもかたさがあれば，コード1jではなくコード3となる．市販の肉・魚や野菜類をさまざまな技術を用いて軟化させた製品にも，この段階に含まれるものがある．

コード4「嚥下調整食4」

誤嚥や窒息のリスクのある嚥下機能および咀嚼機能の軽度低下のある人を想定して，素材と調理方法を選択した嚥下調整食である．かたすぎず，ばらけにくく，貼りつきにくいもので，箸やスプーンで切れるやわらかさをもつ．咀嚼

に関する能力のうち歯や補綴物は必須ではないが，上下の歯槽堤間の押しつぶし能力以上は必要で，舌と口蓋間での押しつぶしだけでは摂食困難である．

一方，流動性が高いためにコード2に含まれないようなもの（とろみがついていてもゆるく，「drink」するもの）もコード4に該当する．

具に配慮された和洋中の煮込み料理，卵料理など，一般食でもこの段階に入るものもある．誤嚥や窒息に配慮した食事内容の必要がある．

ゼリー飲料（いわゆるドリンクゼリー）について

嚥下機能の低下した症例において，とろみ付き液体ばかりでなく，ゼリー飲料（いわゆるドリンクゼリー）が利用される場合がある．摂食・嚥下機能障害者を対象としてゼリー飲料，あるいは溶かすとゼリー飲料となる商品が市販されているばかりではなく，一般消費者向けに市販されているゼリー飲料が嚥下機能障害者に利用されることもある．ゼリー飲料は，とろみのついていない液体よりも誤嚥しにくいものが多い．食感としても，とろみ付き液体とはまた異なるので，選択肢を多くするうえでも，また好みに配慮する点でも導入を検討してよい．しかし，市販のゼリー飲料のなかには離水量が多いものや，離水した液体の粘性が低くサラサラすぎるものが含まれている．そのため，臨床適用にあたっては個別の検討が必要である．

学会分類2013と嚥下食ピラミッドの関連性

今回の分類には，嚥下食ピラミッドの物性測定値を使用した（**表2，3**）．

嚥下食ピラミッド

急性期病院である聖隷三方原病院で臨床的に約20年間かけ確立された5段階（L0～L4）の嚥下食基準を基に，かたさ，付着性，凝集性の数値を付与し客観性をもたせた段階食が嚥下食ピラミッドである（**表3，4**）．物性数値は坂

表2　学会分類2013と嚥下食ピラミッドの互換表

学会分類2013	嚥下食ピラミッド
コード0j	L0
コード1j	L1，L2
コード2-1	L3
コード2-2	L3
コード3	L4
コード4	L4

表3 嚥下食ピラミッドの物性

	L0	L1	L2	L3	L4
かたさ	2,000〜7,000 N/m²	1,000〜10,000 N/m²	12,000 N/m² 以下	15,000 N/m² 以下	40,000 N/m² 以下
凝集性	0.2〜0.5	0.2〜0.7	0.2〜0.7	0.2〜0.9	0〜1.0
付着性	200 J/m³ 以下	200 J/m³ 以下 200〜500 J/m³ の場合は, 凝集性を 0.4 前後	300 J/m³ 以下 300〜800 J/m³ の場合は, 凝集性を 0.4 前後	1,000 J/m³ 以下	1,000 J/m³ 以下

表4 嚥下食ピラミッドの形態例

L0：お茶ゼリー，果汁ゼリー（重度の嚥下機能障害者に提供する嚥下訓練食）
L1：ムース状の食品（たんぱく質の多い肉や魚を除く）
L2：ムース状の食品（肉や魚も可）
L3：ペースト，ピューレ状食品
L4：やわらかい食品．形のある食品も多い

井らにより2006年に報告された[4,5]．この分類は，主に脳卒中の患者を対象としており，急性期病院では広く使用されている．学会分類2013は嚥下食ピラミッドを参考に慢性期や在宅でも使用できるようにL3，L4を細分化し，作成された．学会分類2013と嚥下食ピラミッドの関連性については**表2**に示した．嚥下食ピラミッドについては関連書籍も出版されており，メーカーの製品開発の際にはこの物性範囲が参考にされていることも多い．

とろみの分類

嚥下機能が低下した場合，軽度であっても水分を誤嚥することが多い．その場合には，とろみ調整食品で液体にとろみをつけると咽頭への流入速度が低下し，誤嚥予防につながることが多い．そのため，病院，施設，在宅では市販のとろみ調整食品で液体にとろみをつけて提供することも多い．しかし，多くの嚥下機能の低下した方を対象とする病院や施設で，一律の濃度のとろみで提供している事例も散見される．また，複数のとろみ濃度で提供している病院や施設においても，濃度を強めにつける施設もあれば，弱めにつける施設もあり，連携しにくい状況にあった．そこで，日本摂食嚥下リハビリテーション学会では，病院間連携を促進するために3段階のとろみ基準を作成した[3]．

とろみの基準は，ずり速度 $50\,\text{s}^{-1}$ の速度で測定した粘度により3段階に分類した．また，見た目での性状と飲んだ時の性状を記載している．ずり速度 $50\,\text{s}^{-1}$ での粘度測定を病院や施設で実施することは困難と考えられたので，LST（Line Spread Test法）による簡易測定法の値を併記した（**表5**）．ただしLST法は，水にキサンタンガム系とろみ調整食品でとろみ付けした際の値

表5 学会分類2013（とろみ）早見表

	段階1 薄いとろみ	段階2 中間のとろみ	段階3 濃いとろみ
英語表記	Mildly thick	Moderately thick	Extremely thick
性状の説明 （飲んだとき）	「drink」するという表現が適切なとろみの程度 口に入れると口腔内に広がる液体の種類・味や温度によっては、とろみが付いていることがあまり気にならない場合もある 飲み込む際に大きな力を要しない ストローで容易に吸うことができる	明らかにとろみがあることを感じ、かつ、「drink」するという表現が適切なとろみの程度 口腔内での動態はゆっくりですぐには広がらない 舌の上でまとめやすい ストローで吸うのは抵抗がある	明らかにとろみが付いていて、まとまりがよい 送り込むのに力が必要 スプーンで「eat」するという表現が適切なとろみの程度 ストローで吸うことは困難
性状の説明 （見たとき）	スプーンを傾けるとすっと流れ落ちる フォークの歯の間から素早く流れ落ちる カップを傾け、流れ出た後には、うっすらと跡が残る程度の付着	スプーンを傾けるととろとろと流れる フォークの歯の間からゆっくりと流れ落ちる カップを傾け、流れ出た後には、全体にコーティングしたように付着	スプーンを傾けても、形状がある程度保たれ、流れにくい フォークの歯の間から流れ出ない カップを傾けても流れ出ない （ゆっくりと塊となって落ちる）
粘度（mPa·s）	50〜150	150〜300	300〜500
LST値（mm）	36〜43	32〜36	30〜32

注釈はp.127参照．『日摂食嚥下リハ会誌，17(3)：255〜267，2013』[3] または日本摂食嚥下リハビリテーション学会ホームページ http://www.jsdr.or.jp/doc_manual1.html『嚥下調整食学会分類2013』を必ずご参照ください．

であり，油脂の入った経腸栄養剤をとろみ付けした場合やペースト食などは摩擦が少ないためLST値が大きくなる（広がりやすい）ことに注意する必要がある．

また液体にとろみを付けると，とろみを付けていない場合に比べて飲水量が減ることが知られている．また，強いとろみが適応となる方では，とろみが咽頭に付着し嚥下後誤嚥が起こることもあるので，ゼリーなどを交互嚥下し，咽頭残留しないように配慮する必要がある．

(栢下　淳)

参考文献

1) 摂食嚥下障害に係る調査研究事業報告書．独立行政法人国立長寿医療研究センター，平成23年3月．
2) 栢下淳ほか：嚥下調整食の作製にかかる費用の調査．日本摂食・嚥下リハビリテーション学会雑誌，15(2)：209〜213，2011．
3) 日本摂食・嚥下リハビリテーション学会医療検討委員会嚥下調整食特別委員会：日本摂食・嚥下リハビリテーション学会嚥下調整食分類2013．日本摂食・嚥下リハビリテーション学会雑誌，17(3)：255〜267，2013．
4) 坂井真奈美ほか：臨床的成果のある段階的嚥下食に関する食品物性比較．日本摂食・嚥下リハビリテーション学会雑誌，10(3)：239〜248，2006．
5) 坂井真奈美ほか：嚥下食の段階的な物性評価について．日本病態栄養学会誌，10(3)：269〜279，2007．

3 学会分類2013に沿った市販食品選択に有用な方法

はじめに

　高齢社会を迎えたわが国では，2014年の総人口に占める65歳以上の割合が25.0%と過去最高となった．日本人の死因において，これまでは三大死亡原因として悪性新生物，心疾患，脳血管疾患が上位を占めていたが，2011年には肺炎が脳血管疾患を上回り第3位となった．肺炎で死亡する人の9割以上は65歳以上の高齢者であり，高齢化が進む日本においては今後さらなる肺炎の死亡率の増加が予測される．高齢者の肺炎は，食物や唾液などの誤嚥が原因で起こる誤嚥性肺炎が極めて多い[1]．これには，加齢により摂食嚥下機能が低下することが背景にあると考えられる．摂食嚥下機能の低下は高齢者の生命やQOLに大きく影響しているため，低下した場合は食品の形態や物性に注意し，その機能に合った食事形態を選択することが重要である．

適切な食事形態を選択することの必要性

　食べることの基本は「口から食べる」ことである．しかし，加齢に伴う舌の筋力を含む口腔機能の低下は，摂食嚥下障害につながっていると推察され，その対応策として食事形態の調整を行う．食物をどのような形態で摂取するかで，高齢者の食生活は大きく影響を受ける．しかし，安全性を重視するあまり，その人のもった嚥下能力以下の過度にやわらかい食事形態で継続的に提供すると，嚥下筋など摂食嚥下に関連する筋の廃用性萎縮を招き，さらなる摂食嚥下機能の低下につながる可能性がある．また，その人のもつ摂食嚥下機能を超えた食事形態では，誤嚥の危険性がある．そのため，個々の摂食嚥下機能レベルに合った食事形態の見極めが大切である．

舌圧の食事形態選択への応用

1—舌圧とは

　食べる機能は，食べ物を口に取り込み，咀嚼し，食塊を形成して飲み込む機能であり，舌の機能と深く関連している．Hayashiらは，口に取り込んだ食品

を舌が口蓋前方部とその間でつぶす力を舌圧と定義した[2]．これは舌が上あごを押す力で，その数値が大きければ健常であり，リハビリテーションなどで数値が増加すれば機能改善と考える．このことから，舌圧が変動することで摂食可能な食品の形態も異なってきたり，舌圧測定器のような簡易的な機器を用いて適切な食事形態を判断することができる可能性も考えられる．

2 ― 「舌圧測定器」の使用手順

舌圧測定器（JMS社製，図1）は，デジタル舌圧計と連結チューブ，舌圧プローブから構成されている．測定方法は，口腔外でバルーン内圧を所定圧に自動的に与圧後，バルーンを口腔内に挿入し，舌圧プローブを前歯で軽くはさんで固定し，唇を閉じ，舌を最大の力で口蓋皺襞に向けて挙上することでバルーンを5～7秒間押しつぶす（図2）．

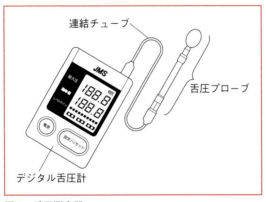

図1　舌圧測定器

（JMS舌圧測定器添付文書より）

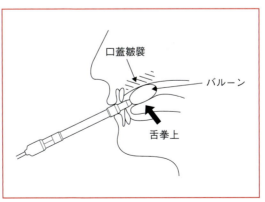

図2　最大舌圧測定時の舌挙上

（JMS舌圧測定器添付文書より）

3—舌圧の臨床への応用

筆者らは，舌圧測定器を用いて適切な食事形態を判断することが可能であるか検討を行った[3]．

対象は，済生会広島病院入院患者および老人福祉施設はまな荘入所者201名（男性36名：平均年齢78.4歳，女性165名：83.8歳）で，食事摂取可能な者とした．食形態は常食，五分食，刻み食，ミキサー食，ゼリー食を提供している．五分食とは，低残渣の易消化食である．使用する食品は，肉はミンチのみ，魚は皮や骨を取り除いたもの，葉物野菜は葉先を使用し，ごぼうやたけのこ，きのこなどの食物繊維が多く，かたい野菜などは使用禁止としている．箸やスプーンで容易に切れるやわらかさの食事形態である．刻み食とは，主に五分食を1cm大に刻んだ食事である．しかし，ミンチ肉や魚の線維は口腔内残渣が著しいため，いったんなめらかになるまでミキサーにかけゲル化剤を利用し再形成した．また，刻んだだけでは食塊形成しにくいほうれんそうなども，ミキサーにかけ再形成したものである．五分食は学会分類2013のコード4に相当，刻み食はコード3に相当，ミキサー食はコード2-1に相当，ゼリー食はコード1jに相当すると考えられる．

結果は図3に示した．五分食摂取群以下の調整食摂取群は常食摂取群と比較し有意に舌圧が低く，常食を摂取するためには，ある一定以上の舌圧が必要

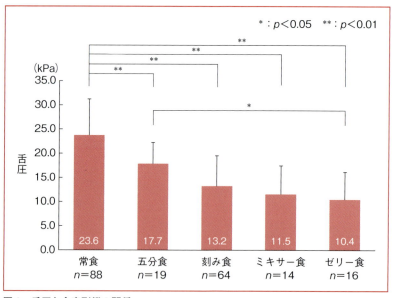

図3 舌圧と食事形態の関係
（田中陽子ほか：日本摂食嚥下リハビリテーション学会雑誌，19（1）：52〜62，2015[3]）

表1　舌圧と食事形態別人数（割合）

	総数	常食	五分食	刻み食	ミキサー食	ゼリー食
30 kPa 以上	14	14 (100%)	0 (0%)	0 (0%)	0 (0%)	0 (0%)
25〜30 kPa 未満	23	19 (83%)	1 (4%)	1 (4%)	1 (4%)	1 (4%)
20〜25 kPa 未満	48	30 (63%)	6 (13%)	12 (25%)	0 (0%)	0 (0%)
15〜20 kPa 未満	38	17 (45%)	5 (13%)	12 (32%)	2 (5%)	2 (5%)
10〜15 kPa 未満	32	5 (16%)	6 (19%)	14 (44%)	5 (16%)	2 (6%)
5〜10 kPa 未満	36	1 (3%)	1 (3%)	19 (53%)	4 (11%)	11 (31%)
5 kPa 未満	10	2 (20%)	0 (0%)	6 (60%)	2 (20%)	0 (0%)

（田中陽子ほか：日本摂食嚥下リハビリテーション学会雑誌, 19（1）：52〜62, 2015[3])）

であると解釈できる．この結果は，調整食が必要な患者では，そのような問題のない患者と比べて舌圧が低いという津賀らの報告[4]）と一致した．

また，今回の検討では**表1**に示すとおり，舌圧が30 kPa以上の者はすべて常食摂取群であった．舌圧が25〜30 kPa未満では，常食を摂取している者が83%を占めており，25 kPa以上であればほぼ常食摂取可能と考えられた．常食摂取群のうち72%の者が20 kPa以上に属しており，20 kPa未満では調整食を摂取している人数が常食摂取群の人数を上回る結果となった．このことより，舌圧20 kPa未満では食事形態を調整する必要のある者が多く，どのような食事形態が適しているかを検討する必要性が高くなり，注意深く観察する必要があるといえる．

4─舌圧と握力の関連についての検討

先行研究において，Butlerらは等尺性の舌筋力は誤嚥を認めた高齢者で有意に低く，舌筋力と握力に有意な相関を認めたとしている[5]）．そこで筆者らは，舌圧が握力と関連しているか検討を行った[3]）．

結果は**図4**に示した．舌圧と握力の間に，有意な正の相関を認めた．しかし，舌圧は25 kPa以上であれば常食摂取の可能性が高く，20 kPa以下では形態調整が必要であると考えられるラインが示せたが，握力ではこのようなラインを設定することは困難であった．これは高齢者の舌圧は男女差がないが，握力は男性の方が高いことなどが関連していると考えられた．

5─舌圧と歩行能力の関連についての検討

高齢者では加齢に伴う筋委縮が存在しており，全身の筋力低下による身体機能低下と舌圧との関連を検討するため，筆者らは歩行能力に着目し検討を行った[3]）．

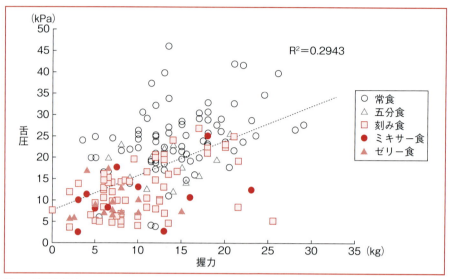

図4 舌圧と握力

(田中陽子ほか：日本摂食嚥下リハビリテーション学会雑誌, 19 (1)：52〜62, 2015[3])

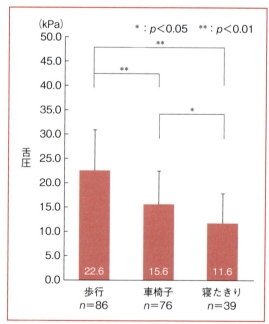

図5 歩行能力別の舌圧
(田中陽子ほか：日本摂食嚥下リハビリテーション学会雑誌, 19 (1)：52〜62, 2015[3])

　　結果は図5に示した．歩行群の舌圧は車椅子群と寝たきり群と比較し有意に高く，車椅子群も寝たきり群と比較し有意に高い値を示した．また，歩行群の70％が常食摂取群であり，車椅子群では刻み食を摂取している人が全体の

表2 歩行能力別の舌圧と食事形態の分布人数

	30 kPa 以上	25～30 kPa 未満	20～25 kPa 未満	15～20 kPa 未満	10～15 kPa 未満	5～10 kPa 未満	5 Pa 未満
歩行	常食 13	常食 15 五分食 1	常食 17 五分食 4 刻み食 6	常食 11 五分食 2 刻み食 3	常食 3 五分食 3 刻み食 2	五分食 1 刻み食 2 ゼリー食 1	常食 1 刻み食 1
車椅子	常食 1	常食 4 刻み食 1 ミキサー食 1	常食 12 五分食 2 刻み食 2	常食 6 五分食 2 刻み食 8 ミキサー食 1	常食 2 五分食 3 刻み食 9 ミキサー食 1	刻み食 14 ゼリー食 2	常食 1 刻み食 4
寝たきり		ゼリー食 1	常食 1 刻み食 4	五分食 1 刻み食 1 ミキサー食 1 ゼリー食 2	刻み食 3 ミキサー食 4 ゼリー食 2	常食 1 刻み食 3 ミキサー食 4 ゼリー食 8	刻み食 1 ミキサー食 2

半数を占め,寝たきり群では刻み食やミキサー食,ゼリー食のような調整食を摂取している人が多かった.ADL の低下に伴い調整食を摂取する方が増えていることより,日常生活動作レベルは食事形態決定に関与する可能性が示唆された.

歩行能力別の舌圧と食事形態の分布人数を表2に示した.歩行群では半数以上が 20 kPa 以上であり,そのうち大多数は常食摂取者であった.このことより,歩行可能で舌圧が 20 kPa 以上であれば常食摂取できる可能性が高いといえる.また,舌圧が低下しても歩行可能であれば刻み食以下の食事形態の可能性は低いといえる.車椅子群でも,舌圧が 20 kPa 以上の人のうち大多数が常食摂取者であった.つまり,日常生活を歩行可能か車椅子で過ごしている場合では,舌圧が 20 kPa 以上あれば常食摂取できる可能性が高いといえる.しかし,車椅子の場合,舌圧が 20 kPa 未満になると常食よりも調整食を摂取する割合が増え,形態調整した食事を検討する必要性が高くなることがうかがえる.寝たきり群では,大半は刻み食以下の形態に属しており,20 kPa 前後から調整食を検討する必要があると考える.

まとめ

摂食嚥下障害がある場合,食品の形態や物性に注意し,その能力に合った食事形態の選択は重要である.そのため,個々に適した食事形態を容易に,かつ客観的に判断できる方法を見出すことが求められる.その結果,舌圧 20 kPa が常食摂取可能かどうかを判断するうえでの基準の 1 つとなると考えられた.また,舌圧に加えて歩行能力を考慮することで,より適切な食事形態の選択が可能となると考えられる.

(田中陽子)

参考文献

1) 藤島一郎：口から食べる―嚥下障害Q&A．中央法規，2011，p.54．
2) Hayashi R et al.：A novel handy probe for tongue pressure measurement. Int J Prosthodont, 15(4)：385〜388, 2002.
3) 田中陽子ほか：入院患者および高齢者福祉施設入所者を対象とした食事形態と舌圧，握力および歩行能力の関連について．日本摂食嚥下リハビリテーション学会雑誌，19(1)：52〜62, 2015.
4) 津賀一弘ほか：「高齢者ソフト食」摂取者の食事形態と舌圧の関係．日本摂食・嚥下リハビリテーション学会雑誌，9(1)：56〜61, 2005.
5) Butler SG et al.：The Relationship of Aspiration Status With Tongue and Handgrip Strength in Healthy Older Adults. J Gerontol A Biol Sci Med Sci, 66(4)：452〜458, 2011.

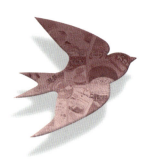

COLUMN　すばやく安定した物性の嚥下造影検査食の作製を

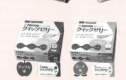

摂食嚥下機能に障害のみられる患者さんが，どのレベルの食事を食べることができるかを知るためには，検査食と嚥下食の物性を合わせることが重要である．嚥下食については，本書で学会分類2013のレベルや物性値を明記したので参考になると思われる．もう一方の嚥下造影検査食では，造影剤として硫酸バリウムを添加してバリウムゼリーを作製することが多いが，加熱や冷却時間を要するため，検査前にあらかじめ厨房等で作製しておく必要があり，急な検査に対応できないという問題がある．そのような問題点を改善できる製品として，近年，加熱を必要とせず，撹拌するだけで短時間でゼリーができるゲル化剤として，ソフティアTes Cup（ニュートリー株式会社）やクイックゼリー（株式会社三和化学研究所）が販売されている．このようなゲル化剤は，加熱が不要なため検査室でもゼリーが作製でき，ゲル化速度が速いため粉末バリウムが沈殿することなく均質なバリウムゼリーを作ることができるといった利点がある．検査食の作製方法については，『嚥下食ピラミッドによるレベル別市販食品250 第2版』（栢下淳編著：医歯薬出版，2013）を参照のこと．

4 学会分類2013に沿った在宅での市販食品選択のポイント

はじめに

　日本摂食嚥下リハビリテーション学会より提言された嚥下調整食分類2013（学会分類2013）[1]は，多くの病院や施設での嚥下調整食基準作成の取組みや病診連携，施設間連携など，さまざまな広がりをみせている．地域での食支援を進めていくためには，食形態の共通言語化が求められる．食形態については栄養・調理関係者だけではなく，医師，歯科医師，看護師，リハビリ関係者，歯科衛生士，薬剤師等，多くの職種が関係するからである．機能評価をするから食形態は分からない，食事介助だから食形態の理解は不要，などということはなく，多職種連携の中で，機能評価を中心に行う人，食事を提供する人，その食事を介助する人，と役割は異なるが，お互いの情報を相互に理解しておくことで，より効果的に摂食嚥下支援は完結できる．それぞれがお互いのことについて専門外だからと関心がない，知らないということではなく，機能評価をする人は段階的な嚥下調整食の理解と機能評価をマッチングさせることが必要であり，食事介助する人はお膳の上に置かれた複数の料理のなかで，物性の違いを把握し，交互嚥下というテクニックで，より安全においしく食べていただけるように工夫していく．もちろん，実際に食事を提供する栄養・調理関係者は，複数の食形態の段階を理解し，その調理の仕方を工夫し，提供している．場合によっては微妙な食材の組み合わせや調理法を変えることで，できあがりの物性を変化させることができる．すべての職種において食形態の理解があって，はじめてそれぞれの専門性を生かせる．したがって，多職種が嚥下調整食を理解するためにも共通言語化は必要であった．

　学会分類2013が提言されたことで，各地域での「食形態マップの作成」に関する取組みもはじまっている．病院や施設の食事基準の情報を集め，学会分類2013と照らし合わせて食形態マップとして落とし込むことは，医療福祉関係者だけではなく，退院，転院，入所する利用者にとっても，その利益は大きい．このような動きのなか，在宅介護の現場や少人数タイプの介護施設では手作りの嚥下調整食だけではなく，**表1**のようなときに市販食品をうまく活用しており，上手に介護生活を乗り切っている．

表1　市販の介護食，嚥下調整食の活用の目的

食事にプラス1品を補いたいとき（ボリュームの追加）
栄養や水分摂取不足があるとき（栄養補給）
退院直後や通院前，通所日の朝など忙しい，落ち着かないとき
ほとんど調理ができないとき
かたさや味の目安を知りたいとき

(藤島一郎，栢下淳監修：経口摂取アプローチハンドブック．日本医療企画，2015, p.175[2])

市販食品の購入手段

　医療や介護に関する市販食品については多くの商品が販売されるようになり，選択肢が増えてよい半面，その商品の多くはドラッグストアなどではなく，通信販売やインターネットでの購入となっており，「直接手にとって選べない」，「何をどのように選んだらいいのか」，「分かりにくい」などという意見もある．通信販売用のパンフレットには，渡辺商事（株）の「しあわせ家族の楽しい食卓」（http://www.heartfulfood.jp/）やヘルシーネットワーク(株)の「はつらつ食品・にこにこ食品・いきいき食品」（http://www.healthynetwork.co.jp/）などがある．在宅向けのパンフレットには，たんぱく質調整食品，減塩・低塩食品，エネルギー調整食，成分強化食品，濃厚流動食品，栄養強化食品，介護用食品，その他などと細かく整理されており（「しあわせ家族の楽しい食卓」の例），買い手側にも親切な作りにはなっている．しかし，栄養成分と食形態という異なる2つの視点で商品を選ばなければならず，一般的にはこの整理ができていないと，単に料理名や味だけで選択してしまい，違う用途のものを誤って選んでしまうことも少なくない（たとえば，デザートタイプのムースを探しても，高たんぱく質食品のものもあれば低たんぱく質食品もある）．

市販食品の選び方

　適切に選択するためには，栄養面より特化したもの（高or低エネルギー食品，高or低たんぱく質食品，高ビタミン・ミネラル食品）に加え，その食形態（ドリンク，ゼリー，プリン，ペースト，軟菜等），そして好みの味と，それぞれをうまく組み合わせて選択していく．たとえば，脳梗塞後の低栄養状態でるいそうが著明，摂食嚥下障害があるときは，高エネルギーで，高たんぱく質の商品を探す．その中から嚥下障害の程度により，ドリンクタイプか，ムースタイプか，ゼリータイプか，と摂取可能な食形態の視点で選択する．さら

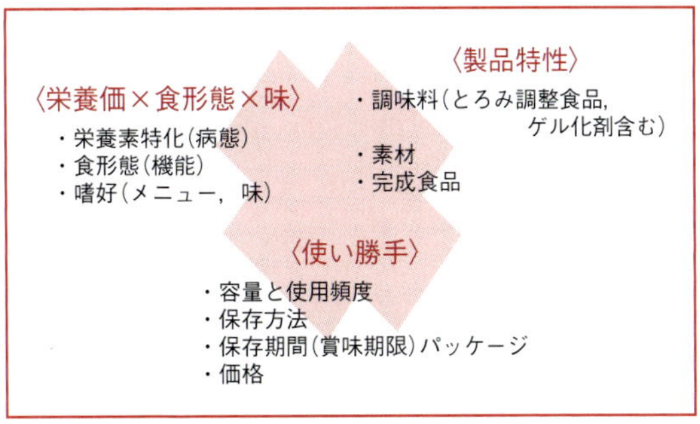

図1　市販食品を選ぶときのポイント
(藤島一郎, 栢下淳監修: 経口摂取アプローチハンドブック. 日本医療企画, 2015, p.175[2])

に，数種類ある味のなかから，好みに合わせて選んでいく．

製品特性として，味がついていてそのままでもすぐに食べられる完成品と，ペースト状にはなっているが味がついていない素材品，とろみ調整食品やゲル化剤等さまざまなものがある．「再加熱だけでそのまま食べられるものがいい」，「素材を使って自分なりにアレンジして調理したい」という調理する側の都合により選んでいることも多い．とろみ調整食品は，成分により使用量や特性は異なり，かつ通常のもの，お茶用のもの，牛乳や濃厚流動食に対応したものなどがある．ゲル化剤も，加熱タイプ，非加熱タイプ，酵素入りタイプなどがあり，その特徴を整理していないと使用の仕方を間違えてしまう．

さらに，どんなパッケージか，容量，価格などの使い勝手の情報が加わる．「栄養価 × 食形態 × 味 × 製品特性 × 使い勝手」とその情報をうまく整理し，それぞれの介護状況や生活に合わせて選んでいく（図1）．こういった情報を在宅の現場でケアをしている介護者や介護スタッフは欲している．多くの商品があるからこそ，私たちは選択できる力をつけたい．

学会分類2013をどのように一般の人に伝えるか

学会分類2013の早見表（p.126）には，その名称，形態，目的・特色，主食例や必要な咀嚼能力，他の分類との対応が含まれる．この早見表をまとめたものを資料として介護者に渡されている例もみかけるが，一般的には言葉で伝えても，なかなかイメージすることができない．さらに咀嚼や食塊形成などの専門用語もあるため，介護者へ理解を求めるのは難しいと考える．そこで私たち医療福祉関係者は，この学会分類2013を十分理解し，言葉だけではなく，「見える」，「味わう」という形で表現することで少し理解してもらえるのだと考える．訪問栄養指導では，図2のように学会分類2013に嚥下調整食の写真を盛

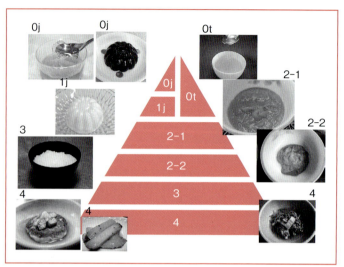

図2　学会分類2013（食事）

りこんだものを使用したり，実際に一緒に調理をしたりしながら伝える．さらに**表1**にあるように，かたさや味の目安を伝えるために，市販食品を試食してもらうこともある．

　重度嚥下障害があり，胃ろうなどの経管栄養からの移行では，経口摂取できるものが限られている．たとえばゼリーを食べていても，次はどんなものが食べられるようになるのだろうか，と期待と不安が大きいなかで進む．本人や介護者にとって，どのような段階を経て食形態が進んでいくのか，ということを知ることは，今はゼリー食しか食べられないが，プリン，ムース，ヨーグルト，ペーストなどと食べ物（食形態）が変わっていく，食べられるものが増えていくという目標がみえ，目先のことだけではなく，リハビリテーションのモチベーションにつながる．そのためにも，学会分類2013の考え方を活用することができる．

どうやったら学会分類2013と市販食品を個々にマッチできるか

　数多くある市販食品はどの段階に当てはまるのか，この整理と理解は必要である．本書はこの理解に大いに役立つ内容になっている．さらに，各メーカーや卸業者などから出ている資料等も参考にしながら，舌で感じ，理解を深めることで，新商品が販売されても自らの舌による官能検査等で，分類することができるようにしたい．

　学会分類2013の特徴を理解し，市販食品の分類ができたとすると，あとは

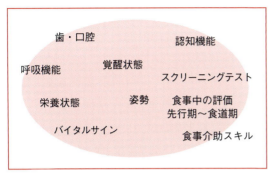

図3　食形態決定のためのアセスメント

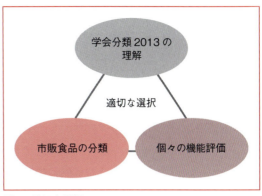

図4　適切な選択

個々の摂食嚥下障害者とのマッチングである．食形態の決定には，図3のように多くの要素がある．歯や舌などの口腔機能，スクリーニングテストの評価とともに，食事中にみられる認知機能，咀嚼，食塊形成，食塊移送，嚥下反射，食道通過など食べるプロセスに対応した評価は重要である．しかし，それだけではなく，ある一定の食事時間を継続して姿勢保持できるかどうかや誤嚥や喉頭侵入したときの咳嗽反射，むせ，痰がらみに関した呼吸機能，バイタルサインの安定度や栄養状態，覚醒状態など多くの視点から評価され，決定される．さらにそこに食事環境のひとつとして，食事介助スキルの視点も加わり，本人の機能だけではなく総合的に評価され，決定されていることも事実としてある．

このような学会分類2013の理解，市販食品の分類，個々の機能評価があって，はじめて市販食品を適切に選択できたといえる（図4）．

市販食品を用いた在宅食支援の例

(1) 低栄養状態の改善のために，3食の事に加えて栄養補助食品を利用

脳梗塞の後遺症で軽度嚥下障害と診断されたAさん．食事は軟飯，軟菜で，お茶には薄いとろみをつけている．急性期からの体重減少があり，ADLも低下し，体力をつけるためにも5kgの体重増を目的に栄養介入し，同時に訪問によるリハビリテーションに励んでいる．3食の食事に加え，高エネルギー，高たんぱく質の食品を選択したい．機能的に濃厚流動食は一口量を注意すればそのまま飲めるということで，ドリンクタイプ，ゼリー・ムースタイプ，いずれも選択は可能である．BCAAを含む栄養剤などより効果的な栄養補給を考慮しつつ，継続的な摂取につなげるためにも，味，形態などバリエーション豊富に選択することができる．

(2) 脱水予防のために，水分補給用ゼリーを利用

　パーキンソン病による嚥下障害があり，主に食塊形成，食塊移送が困難になってきているBさん．食事は学会分類2013のコードでは2-2レベルであり，水分補給には，とろみ調整食品やゲル化剤を利用したりする必要がある．食事には，レトルトのペーストタイプの商品ととろみ調整食品を選択する．とろみがないとむせも多く，水分摂取はなかなか進まないが，とろみ調整食品を用いてとろみのついた飲み物を調整し，水分補給および交互嚥下としても活用する．

(3) 胃ろうから経口摂取への取組み

　脳梗塞による仮性球麻痺による嚥下障害と診断されたCさん．栄養補給は胃ろうからされているため，まずはコード0jのゼリーを用いて機能評価．フードテストによる結果をもとに，コード0jのゼリーを中心に定期的な経口摂取を試みていく．姿勢の調整や食事介助法などの環境調整も行い，1回の摂取量，1日の食事回数とともに，食形態のアップが可能かモニタリングしていく．モニタリングのたびに，市販食品をフードテストの食品として選択し，段階的にステップアップしていくことができる．

(4) 市販食品を普段の介護生活に取り入れる

　アルツハイマー型認知症と診断されているDさん．食事以外にも目が離せず，ケアのボリュームが多く，嚥下調整食づくりは介護者の大きな負担となっている．そこで，市販食品を普段の食事に活用し，手作りの食事と組み合わせながら，在宅介護を乗り切っている．機能評価では，コード2-2および3レベルの食事が可能．食材により肉や魚などの繊維の強いものはコード2-2，いも類や全粥などはコード3で対応できるとの評価を得ている．このDさんの食事は，

　　朝：らくらく食パン，ポタージュスープ，レトルト食品（ペースト），
　　　　とろみ茶，イオンゼリー
　　昼：全粥，レトルト食品（ペースト），ムース食品，とろみ茶，
　　　　イオンゼリー
　　夕：全粥，あいーと®，レトルト食品（ペースト），とろみ茶，イオンゼリー
　　間食：プリン，ヨーグルト，アイスクリーム等

となっている．食事の8割程度を市販食品の利用に頼っているが，本人の食欲はあり，完食できている．とろみ茶の摂取は少なく，少し甘みのあるイオンゼリーを中心に食べているが，課題は水分補給量の確保であり，食事以外には1日500 mlも進まない．食事の中にスープなどを提供し，いかに水分摂取量を増加させるか試行錯誤している．

おわりに

　学会分類2013の早見表や説明には，コードごとに解説の文章がいくつか示されている．単に文字を読んでいっても，読んだ人のイメージはそれぞれ異なる．自分がイメージする食形態と自分以外の人がイメージする食形態を近づけるためには，頭で理解するだけではなく，舌でどれだけ感じることができるか，ということが重要である．これは医療福祉関係者でも，一般の介護者にも同じことがいえる．そういった意味で本書を参考にしながら，何度も食べ比べてもらいたい．その際には，やわらかいもの，難易度の低いものから順に食べていくと，より感度を高めて感じることができる．一般の介護者へは，市販食品を参考にしながら一般にスーパーで手に入る食品の紹介や具体的な嚥下調整食の調理法などを伝えることができると，より在宅介護をしながらの食の選択が広がるのではないかと考える．

（江頭文江）

参考文献
1) 日本摂食・嚥下リハビリテーション学会医療検討委員会嚥下調整食特別委員会：日本摂食・嚥下リハビリテーション学会嚥下調整食分類2013．日本摂食・嚥下リハビリテーション学会雑誌，17(3)：255～267，2013．
2) 藤島一郎，栢下淳監修：経口摂取アプローチハンドブック．日本医療企画，2015，p.175．

COLUMN　筋肉を増やすロイシン

　高齢になると身体機能が低下し，虚弱状態に陥ることがある．この原因の1つとして筋蛋白質の減少が関与している．最近の研究で，高齢者の筋蛋白質の同化機能が低下していることが報告されている．対策として，蛋白質の摂取量を増やすことも有用な方法であるが，分岐鎖アミノ酸のロイシンが筋肉の合成に有用であることがわかってきた．ロイシンの筋蛋白質同化の機序として，細胞内シグナル伝達に関与する蛋白質キナーゼの1種であるmTORC1 (mammalian/mechanistic target of rapamycin complex 1) を活性化させ蛋白質の同化作用を誘導することがある．そのため最近，ロイシンを多く含む市販食品が次々に上市されている．一般の食材では牛肉，豚肉，鶏肉，魚などに比較的多く含まれる．

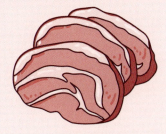

5 学会分類2013に沿った市販食品の分類方法

市販食品の分類

　嚥下食ピラミッドでは，聖隷三方原病院で提供されていた嚥下調整食をもとに食事が分類されている．表1に示すように，各レベルの食品の形態には特徴がみられる．市販食品を嚥下食ピラミッドで分類する場合，このような特徴で製品を分類し，各レベルの物性範囲（p.12, 表3）に適応するか否かを評価する．適応しない場合，原則として評価された物性のレベルに分類される．

　日本摂食嚥下リハビリテーション学会より示された「嚥下調整食分類2013（食事）早見表」においては，物性値の範囲は示されていないが，その特徴の詳細が示されている．また，嚥下食ピラミッドとの対応表が示されている．そこで本書の「市販食品集」（p.43〜125）では市販食品の形態を基に早見表によるコード分けを行い，「かたさ」，「付着性」，「凝集性」の物性を測定し，嚥下食ピラミッドで対応するレベルと評価されるか否かで分類を決定した．

　また嚥下困難者にとっては，このような物性の他，食品中から溢れ出てくる水分（離水）が多いと，水分と固形分が混在する嚥下の難易度の高い食品とな

表1　物性値の他にレベルを分ける因子となるもの

	L0 開始食	L1 嚥下食Ⅰ	L2 嚥下食Ⅱ	L3 嚥下食Ⅲ	L4 移行食
食材数	1種類		2種類以上も可		
形態	均質				不均質
形態例	表面がつるつるのゼリー		ざらつきのあるゼリー，ムース状	ペースト状	普通食をやわらかくしたもの
たんぱく質	2 g/100 g以下	含まれてもよいが，基本的に魚介類・肉類は含まれない	制限なし（魚介類・肉類を含む）		
特徴	お茶ゼリー・果汁ゼリー	L0に比べて離水が多いものも含む	ペースト食をゼラチンでかためたもの．ヨーグルトはL2から提供できる	不均質なものは，ゲル化剤等を使用してまとまりやすくしたもの．クラッシュゼリーはL3から提供できる．まとまりのよい粥はL3から	

り，誤嚥の危険性が高まるため，嚥下調整食において離水を考慮することは重要であると考えられる．消費者庁から示されている「特別用途食品えん下困難者用食品」の許可基準では，かたさ，付着性，凝集性の物性範囲が示されているが，これらの値の他，離水の程度を考慮すべきであることが示唆されている[1]．また学会分類 2013 においても「離水が少なく」や「離水に配慮」等の文言の記載がなされている．このことから本書では，離水率も併記した．

さらに学会分類 2013（食事）のコード 2 には，ピューレ，ペースト，ミキサー食が分類されるが，均質か不均質かにより，コード 2-1 あるいはコード 2-2 に分類される．これを客観的に評価するため，ふるいを用い，製品中に含まれる粒の量を測定した．

以上より，本書ではすべての製品の物性，ゲル状の製品の離水率，コード 2 に分類される製品の粒の重量を示した．これらの測定方法について，以下に示す．

物性の測定方法

製品は常温で提供することを想定し，原則 20℃で物性測定を行った．

おかゆなど温かくして食する食品は 20℃に加え，45℃での測定も行った．ゼリー状の試料については，シャーレの大きさ（直径 40 mm，高さ 15 mm の円柱型）に切り抜き，空気が入らないように充填した．ペースト状のようなゲル状ではない試料は，隙間がないようシャーレに充填した．

物性測定にはテクスチャー測定機器であるクリープメータ〔RE2-3305B：山電（株）〕を用いた．シャーレに充填した試料を直径 20 mm，高さ 25 mm の円柱状プランジャーにより，圧縮速度 1 mm/sec，クリアランス 5 mm，戻り距離 5 mm で定速 2 回圧縮し，得られたテクスチャー曲線より，かたさ，付着性，凝集性を算定した．

図 1 に，物性測定により得られるテクスチャー曲線の模式図を示す．かたさの値は，1 回目の圧縮で得られる山のピークの点の高さ（H）から算出される．口腔内でくっつきやすさを示す付着性は，1 回目の圧縮を終え，試料がプランジャーを引っ張るときに表れる B の面積から算出される．口腔内での食品のまとまりやすさの指標となる凝集性は，1 回目と 2 回目の圧縮から得られる A_1 と A_2 の面積の比で表される．このため凝集性に単位はない．凝集性は，数値が 1 に近いほど押しつぶし後の復元性が高く（例：水），数値が 0 に近いほど押しつぶし後の復元性が低い（例：バナナ）．

同じシリーズの製品でも，味や風味が異なると物性に大きな差異を有するも

図1 テクスチャー曲線の模式図

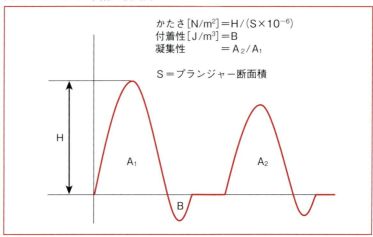

のがある．本書では，そのような製品がある場合，注意書きをした．

ゲル状の製品の離水測定方法

1―離水の測定方法

　ゼリー状，およびクラッシュゼリー状の製品を離水測定の対象とした．クラッシュゼリー状の製品では，ふるいの目から漏れ出したものを全て離水とした．

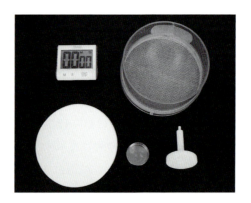

準備するもの：ポリプロピレンふるい（目開き850 μm），ろ紙（定性濾紙 ADVANTEC No.101），シャーレ（直径40 mm，高さ15 mm），クリープメータ，円柱状プランジャー（直径55 mm），タイマー，等．

(1) 表面離水の測定（ゼリー状）
　① 測定に用いるろ紙の重量，およびパッケージされたままの製品の重量をそれぞれ測定する．
　② ①のろ紙の上にふるいを置き，パッケージから出した製品をのせて1分間静置する．

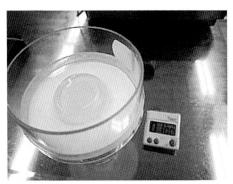

　③ 静置後，試料を取り除き，ふるいに付着した離水と，製品容器に残った離水をふき取る．

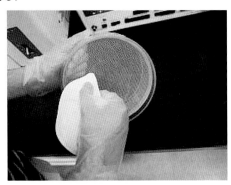

　④ ろ紙の重量および離水をふき取った製品容器の重量を測定し，離水率を算出する．

　　表面離水率(%) = [離水量(g)*／試料の重量(g)**] × 100
　　　*離水量(g) = 測定後のろ紙の重量(g) − 測定前のろ紙の重量(g)
　　　**試料の重量(g) = パッケージされたままの試料の重量(g) − 容器重量(g)

(2) 内部離水の測定（ゼリー状）
　① 測定に用いるろ紙の重量，およびシャーレの重量を測定する．

② 試料をシャーレ型に切り出し，シャーレに入れ，重量を測定する．

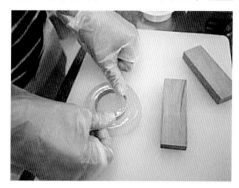

③ シャーレから取り出した試料を，ろ紙を下にひいたふるいにのせ，クリープメータで圧縮速度 1 mm/sec にて 93％ 圧縮（クリアランス 7％）を行う．

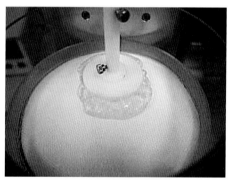

④ 1回圧縮の圧縮開始から1分後，試料を取り除き，ふるいに付着した離水をふき取る．

⑤ ろ紙の重量を測定し，離水率を算出する．

　　内部離水率(%) = 〔離水量(g)＊／試料の重量(g)＊＊〕×100
　　＊離水量(g) = 測定後のろ紙の重量(g) − 測定前のろ紙の重量(g)
　　＊＊試料の重量(g) = シャーレに充填した試料の重量(g) − シャーレ重量(g)

(3) 表面離水の測定（クラッシュゼリー状）

① 測定に用いるろ紙の重量，およびシャーレの重量をそれぞれ測定する．

② 試料約 10 g をシャーレ上に計量する（製品から出した最初の部分は使用しない）．

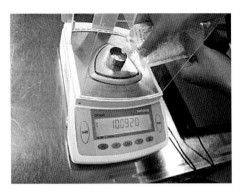

③ ①のろ紙の上にふるいをのせ，②の試料を載せる．
④ 1分間静置後，ろ紙の表面に付着した試料を取り除き，ろ紙の重量を測定し離水率を算出する．

表面離水率(%) = 〔離水量(g)＊／試料の重量(g)〕×100
＊離水量(g) = 測定後のろ紙の重量(g) − 測定前のろ紙の重量(g)

(4) 内部離水の測定（クラッシュゼリー状）

① 測定に用いるろ紙の重量を測定する．
② ①のろ紙上に表面離水測定後のふるいと試料を置き，クリープメータで圧縮速度1 mm/secにて93％圧縮（クリアランス7％）を行う．

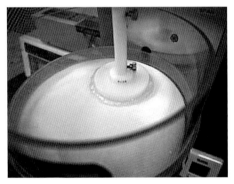

③ 1回圧縮の圧縮開始から1分後，ろ紙表面に付着した試料を取り除く．
④ ろ紙の重量を測定し，離水率を算出する．

内部離水率(%) = 〔離水量(g)＊／試料の重量(g)＊＊〕×100
＊離水量(g) = 測定後のろ紙の重量(g) − 測定前のろ紙の重量(g)
＊＊試料の重量(g) = 試料重量(g) − 表面離水(g)

2―食品の離水率について

市販カップ製品（ゼリー状）255製品の離水を測定した結果，表面離水は0.1～22.1%，内部離水は0.0～35.2%と製品間の差は大きかった．表面離水の場合はゼリー表面の離水であるため，臨床現場や在宅でも容易に取り除くことができる．図2に表面離水率と内部離水率の関連を示した．両者に有意な相関関係はなく，表面離水が多くても内部離水が多いとは限らないことがわかる．また，製品の水分含有量と表面離水率および内部離水率に相関関係はみられなかった．

本書では栄養成分も表示したが，製品の表示に水分量が記載されていない製品があった．このような製品では，以下の式により水分量を算出した．

水分量(g) = 製品の重量(g) − 〔たんぱく質(g) + 脂質(g) + 炭水化物(g)〕

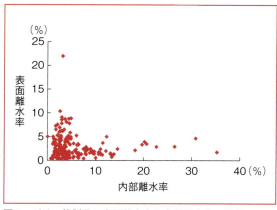

図2　ゼリー状製品の表面離水率と内部離水率の関係

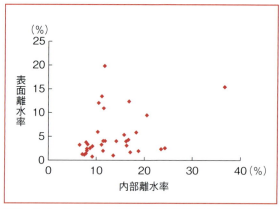

図3　クラッシュゼリー状製品の表面離水率と内部離水率の関係

図3に，クラッシュゼリー状の34製品の表面離水率と内部離水率の関連を示した．市販クラッシュゼリー製品34製品の離水を測定した結果，表面離水は0.8〜19.8%，内部離水は6.5〜36.6%と，ゼリー状と同様，製品間の差は大きかった．これらのうち，表面離水が10%を超える製品，内部離水が20%を超える製品は，これまでの官能評価結果をふまえ，嚥下障害者にふさわしくないと判断し，掲載製品から除外した．

　市販カップ製品およびクラッシュゼリー製品のいずれの形態においても，舌と口蓋で圧縮された場合や送り込みの際に離水の多い製品は，固形物よりも先に離水が咽頭に流れ込み，誤嚥を引き起こす可能性が高まる．健常人でも，みずみずしい果物や十分に水分を含んだおでんの大根などを口腔内で圧縮した際には，水分があふれ出て，先に咽頭に流入することを体験していると思う．しかし，どの程度の離水が嚥下障害者にとって危険かを検討した報告は少ないため，製品選択の際に健常者による事前の官能評価が必要である．本書では多くの製品の離水率を表示しているので，製品購入時の目安になると考えられる．

コード2に分類される製品の粒の量の測定方法

　学会分類2013（食事）のコード2-1あるいはコード2-2を客観的に評価するため，ふるいを用い，製品中に含まれる粒の量を測定した．

粒の量の測定方法

① 試料をステンレスふるい（目開き600 μm）にのせ，試料の重量（150〜200 g程度）を計測する．
② 試料中の油脂を融解させるため40℃±2℃の温水を張ったボウルにふるいを入れ，揺さぶるようにして試料を洗い，水を替え，ボウルの水が汚れなくなるまで試料を水洗いする．
③ 水を切るため，ふるいを30°に傾け1分間保持する．

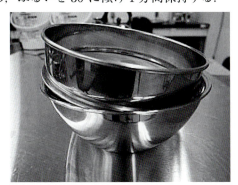

④ ふるいを 60℃ で 5 分間静置した後，ふるい上の粒を集め，重量を計測する．
⑤ 粒を平らに広げ，25℃ で 24 時間以上静置して完全に乾燥させ，重量を計測する．

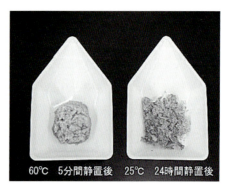
60℃　5分間静置後　　25℃　24時間静置後

⑥ ①と④，①と⑤で得られた重量から残渣率（％）を算出する．④と⑤から重量変化率を算出する．

重量変化率(%) ＝ 1 －（24 時間乾燥残渣重量／5 分間乾燥残渣重量）×100

嚥下調整食の物性を客観的に評価するため，かたさ，付着性，凝集性の他に，学会分類 2013 ではゼリー状食品の離水率やペースト状食品の均質性を考慮すべきと考えられている．本書の「市販食品集」では，物性値，ゼリー状製品の離水率，ペースト状製品のふるいを通らなかった粒の量を掲載した．本書が製品を選択する際の一助となれば幸いである．

（桜井史明・吉村　遥・山縣誉志江）

参考文献
1) 山縣誉志江ほか：官能評価による特別用途食品えん下困難者用食品許可基準（案）の検証．日本摂食・嚥下リハビリテーション学会雑誌，14(1)：17～26，2010．

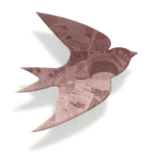

6 市販食品の利用のための食事観察のコツ

「食べる」を考える

　私たちが食物を食べようとしたとき，その食物はかたくてよく噛まないといけないのか，舌で押しつぶしたら食べられそうな物なのか，といったことを判断する．このような判断ができない場合はもちろん，この食物に応じた食べ方の選択ができない，また選択した食べ方を実施できないことが加齢や疾患により生じてきて，摂食嚥下障害が引き起こされる．

　口元にまで運ばれた食物は，口唇や前歯によって適切な大きさに切り取られて捕食される．ここが適切にできない場合は口元にまで持っていくための方法，たとえばスプーンの形態を変えたり，食物を取り込みやすい大きさにしたりするといったアプローチがされる．

　口に取り込むとすぐに，口唇や舌は食物の物性や温度などを感知し，その後の処理方法を決定したのち，次のような段階を経て嚥下されていく．

①口腔準備期：口腔内での食塊形成の時期．舌後方部と軟口蓋による口峡部閉鎖により，口腔は咽頭から遮断されている．舌が食塊を保持している．

②口腔送り込み期：食物を口腔から咽頭へと送り込む時期．食物が嚥下できる状態になったら，食物を保持していた舌は前方部から口蓋へと接しはじめ，舌後方部は下降する．同時に，軟口蓋が後方へと挙上し，口峡部は開かれ，食塊は舌と口蓋によって絞り込まれるように咽頭へと送り込まれていく．

③咽頭期：食物が咽頭を通過する時期．食塊は咽頭から上食道括約筋部を越え，食道へと送られる．

④食道期：食道に入った食塊は，蠕動運動と重力によって下方へと運ばれ，最終的に下咽頭括約筋部を通り胃へと至る．

　しかしながら，この4期がスムーズに行われるのはあくまで命令嚥下の時であって，自由嚥下の際は必ずしもこの流れになるとは限らないことがわかってきた．すなわち命令嚥下では，対象者が嚥下前に食塊を口腔内でいったん保持した後，合図とともに嚥下を行うものとされており，液体を命令嚥下したときの運動と食塊の動きを適切に描写しているが，これを日常の食べる，飲むとき

の動態へと一般化することは難しい．食物を食べるとき咀嚼された食物は，液体の命令嚥下とは異なる様式で咽頭へと送り込まれる．この食物の流れを4期モデルで表現するには限界がある．そこで，この食物を咀嚼したときの摂食・嚥下動態を説明するために，プロセスモデルが提唱された．

プロセスモデルとは

プロセスモデルでは，摂食・嚥下活動に関連した器官の動きにより，下記の4つのステージに分類される．第2期輸送は咀嚼中に行われるので，4期モデルと異なり2つのステージが同じ時間に起こっているときがある（図1）.

第1期輸送（Stage I transport）：捕食された食物を臼歯部へと運ぶ時期．舌が全体的に後方へと動くことによって，舌の上にのせた食べ物を臼歯部へと運び（舌の「プルバック」運動），外側へと回転して，食べ物を下顎の咬合面へとのせる．

咀嚼（Processing）：咀嚼により食物を小さく粉砕し，唾液と混ぜ，嚥下しやすい性状へと変化させる時期．下顎の周期的な咀嚼運動とともに，舌，頰，軟口蓋，舌骨なども周期的に連動しながら動く．

第2期輸送（Stage II transport）：咀嚼した食物を中咽頭へと送る時期．咀嚼された食物の一部は嚥下できる性状になると舌の中央にのせられ，舌の絞り込むような動き（舌の「絞り込み（squeeze back）」運動）により中咽頭へと運ばれる．

咽頭嚥下（Pharyngeal swallow）：食塊を咽頭から上食道括約筋を越え，食道へと送る時期．固形物を咀嚼し嚥下する時の咽頭と喉頭の動きは，液体嚥下時とほぼ同じである．

このような食べ方は嚥下造影検査により評価されているが，嚥下造影検査を

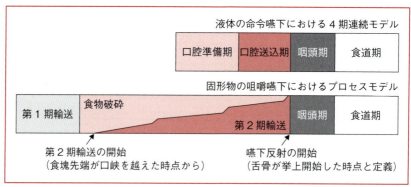

図1　従来の4期モデルとプロセスモデル

(Palmer JB: Arch Phys Med Rehabil, 79(6): 691～696, 1998[1])

しないとわからないということではない．日々の普段の食事を食べている様子からも多くの情報を得ることができる．そのポイントについて以下に述べる．

食事観察のポイント

　口に取り込んだ食べ物は舌で受け取った後，すばやく咀嚼側の臼歯部へと移動する（第1期輸送）．その後，舌と顎の動きの協調により上下の歯で食物を粉砕し，これを左右で繰り返しながら徐々に唾液と混ざり合って嚥下できる食塊をつくり，中咽頭へと徐々に流し込んでいく（第2期輸送）．このときの口元をみていると，咀嚼側の口角が横に引かれている様子が左右交互に確認でき，やがて飲み込む際には両方の口角が同時に横に引かれる（図2）．よく右ばかりで噛むとか左で噛むといった話が聞かれるが，それは第1期輸送が右の臼歯か左の臼歯にされるかの違いであって，咀嚼は左右両方の臼歯を使って行っている．

　咀嚼は学習であり，離乳期の頃から練習により徐々に成熟させていく．この間に歯が生えそろうことで，歯で噛んだほうがよりかたいものが食べられる，より早く食塊形成をすることができると学習して歯で噛むようになる．高齢になっても，舌と口蓋である程度食物を押しつぶして，顎との協調運動により左右に動かしながら唾液と混ぜ合わせて食塊形成をすることができれば，歯や義歯の有無にかかわらず，ある程度の大きさやかたさの食物は食べることができる．この大きさやかたさの判断ができる認知機能のしっかりしている人では，食べられない物を残したり，噛んで食べられなかった物は口から出したりして自身で食べ物を選択している．しかし，そうではない人の場合，かたくて大きな物を無理して食べようとして窒息を引き起こしたりすることがあるので，歯や義歯がない場合は食形態を刻んだりしておく必要がでてくる．ただし刻み食は，このように咀嚼運動により食塊形成ができる人たちに対する食形態である

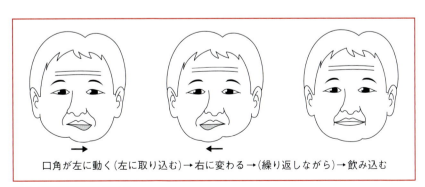

図2　咀嚼時の口角の動き

ことを十分に理解しておく必要がある．

　咀嚼時の口角の横への動きが大きく目立つようになったり，左右に動く際に口唇が軽く開くようになっていたりすると，咀嚼する力が弱くなってきているので，かたい物やパサパサしてまとまりにくい物は食べにくくなる．このような人の場合，軟飯や軟菜といわれている少しやわらかい物が食事としては適応となり，学会分類2013ではコード4（嚥下調整食4）として区分されている物が当てはまる．

　認知機能や口腔咽頭機能の低下につれて，咀嚼運動も単調となる．食形態にかかわらず常に同じようなペースでずっとモグモグしているような場合，食形態による食べ方の区別ができない状態になっているので，基本的には舌で押しつぶして食べることのできるコード3（嚥下調整食3）の適応となる．この場合，赤ちゃんせんべいなどの少し噛むとすぐに食塊形成のできる食品を応用することで，下顎運動が誘発でき，食事が進んだりすることもある．

　さらに，口角の左右交互の運動がなくなり，下顎が上下にのみ動くようになってくると，形のある食物は食べることが難しくなってくる．舌がある程度動いて舌の上でまとめる力があれば，ペーストを中心としたコード2（嚥下調整食2）を選択することとなる．まとめる力があるかどうかは，食べ終わった後のプリンやペースト形態の口腔内や舌上の残渣によって判断できる．残渣が多いような場合は，丸飲みできるゼリーを中心としたコード1（嚥下調整食1）を選択する．ゼリーは，これまでに述べたような下顎運動の残っている人では逆に歯で崩してしまってバラけて咽頭に送られる可能性もあるため，食形態としてはふさわしくなく，下顎が上下に少しだけ動いてそれに合わせて舌も上下に軽く動くような場合に適する食形態となる．また，下顎や舌がほとんど動かないような場合にリクライニング位にすることで，舌上をゼリーが滑ることで嚥下できるような場合にも適応となる．

ミールラウンドのすすめ

　選択した食品が上手に食べられているかどうかは，たとえば，むせたり，咳き込んだりすることがあるか，食後に痰が絡んだり，声が変化していないかといったことを観察することで評価できる．また，食事の時間が長くなっていないか，全部食べることができるかといったことでも評価することができる．2015年度の介護保険制度改正により，施設で取り組まれている経口維持加算，経口移行加算に多職種による食事の観察（ミールラウンド）が加わった．ここで用いられる計画書に食事観察の視点があげられている（表1）．このような

表1　経口維持加算，経口移行加算計画書より食事観察の視点

1. 経口による継続的な食事の摂取のための支援の観点
※ 当欄の項目に関しては，食事の観察及び会議を月1回実施の上，記入してください．

食事の観察を通して気づいた点
食事の観察の実施日：　　　年　　月　　日
食事の観察の参加者：□医師　□歯科医師　□管理栄養士／栄養士　□歯科衛生士　□言語聴覚士　□作業療法士
　　　　　　　　　　□理学療法士　□看護職員　□介護職員　□介護支援専門員

①上半身が左右や前後に傾く傾向があり，座位の保持が困難である	□はい	□いいえ
②頸部が後屈しがちである	□はい	□いいえ
③食事を楽しみにしていない	□はい	□いいえ
④食事をしながら，寝てしまう	□はい	□いいえ
⑤食べ始められない，食べ始めても頻繁に食事を中断してしまう，食事に集中できない	□はい	□いいえ
⑥食事又はその介助を拒否する	□はい	□いいえ
⑦食事に時間がかかり，疲労する	□はい	□いいえ
⑧次から次へと食べ物を口に運ぶ	□はい	□いいえ
⑨口腔内が乾燥している	□はい	□いいえ
⑩口腔内の衛生状態が悪い	□はい	□いいえ
⑪噛むことが困難である（歯・義歯の状態又は咀嚼能力等に問題がある）	□はい	□いいえ
⑫固いものを避け，軟らかいものばかり食べる	□はい	□いいえ
⑬上下の奥歯や義歯が咬み合っていない	□はい	□いいえ
⑭口から食物や唾液がこぼれる	□はい	□いいえ
⑮口腔内に食物残渣が目立つ	□はい	□いいえ
⑯食物をなかなか飲み込まず，嚥下に時間がかかる	□はい	□いいえ
⑰食事中や食後に濁った声になる	□はい	□いいえ
⑱一口あたり何度も嚥下する	□はい	□いいえ
⑲頻繁にむせたり，せきこんだりする	□はい	□いいえ
⑳食事中や食後に濁った声に変わる	□はい	□いいえ
㉑食事の後半は疲れてしまい，特に良くむせたり，呼吸音が濁ったりする	□はい	□いいえ
㉒観察時から直近1ヶ月程度以内で，食後又は食事中に嘔吐したことがある	□はい	□いいえ
㉓食事の摂取量に問題がある（拒食，過食，偏食など）	□はい	□いいえ

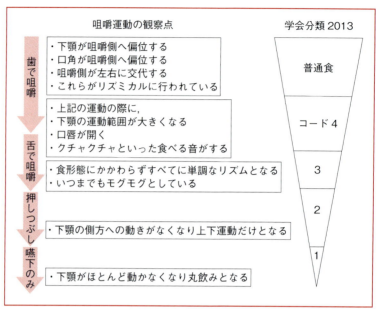

図3 咀嚼運動の観察のポイント

視点は，安全に食べることができる食形態を見つけ出すうえで重要であり，参考になるところが多い．さらに，咀嚼については**図3**のような流れで評価していけば，下顎や舌といった口腔の各器官がどのように運動しているかを食事の際に観察しておくことができ，安全に食べることができる食形態を見つけ出す一助となりえる．超高齢社会を迎えるなか，食事を提供していく側には，このような観察眼を身に付けていくことが強く求められている．

（吉田光由）

参考文献
1) Palmer JB: Bolus aggregation in the oropharynx does not depend on gravity. Arch Phys Med Rehabil, 79(6): 691〜696, 1998.
2) 才藤栄一監修：プロセスモデルで考える摂食・嚥下リハビリテーションの臨床．医歯薬出版，2013．

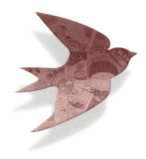

市販食品集

Food on Market

DYSPHAGIA DIET

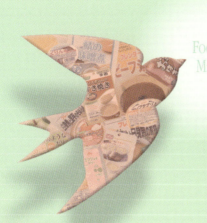
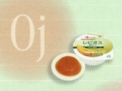
0j
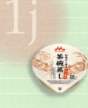
1j
4

3

2-1
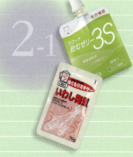
2-2

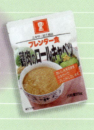

コードの分類方法について

　本書では,「日本摂食嚥下リハビリテーション学会嚥下調整食分類2013」(学会分類2013)のコードに準じて市販食品の分類を行った.学会分類2013では客観的な物性値等の指標は示されていないが,以下の項目を評価し,嚥下食ピラミッドとの互換性を参考に分類を行った.分類の際には,かたさ,付着性,凝集性,官能評価のほか,ゲル状の製品では離水率,ペースト状の製品では粒の量を考慮した.これらの測定方法について以下に示す.

■製品の温度コントロールについて

　試料は,測定温度(20℃,45℃)付近でインキュベートし,20℃または45℃に到達していることを確認後,物性,離水または粒の量の測定を行った.エプリッチ,メイバランスブリックゼリー,エンジョイゼリーについては,冷蔵保管(約3℃)後,他製品と同様の温度で測定を行った.

■かたさ・付着性・凝集性

詳細な方法については,p.29〜30を参照.

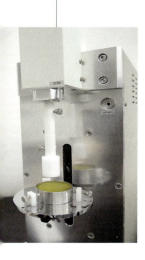

測定機器	クリープメータ〔RE2-3305 B:山電(株)〕(写真)
プランジャー	直径20 mm,高さ25 mm
シャーレ	直径40 mm,高さ15 mm
クリアランス	5 mm(66.7%圧縮)
戻り距離	5 mm
圧縮速度	1 mm/sec
圧縮回数	定速2回
測定回数	5回以上測定し,平均値を掲載した

■離水率(ゲル状食品)

詳細な方法については,p.30〜33を参照.

使用器具等	ポリプロピレンふるい(目開き850 μm),ろ紙(定性濾紙 ADVANTEC No.101)
測定機器	クリープメータ〔RE2-3305 B:山電(株)〕(内部離水)
プランジャー	直径55 mm
クリアランス	7%(93%圧縮)
圧縮速度	1 mm/sec
測定回数	3回以上測定し,離水率を算出し,平均値を掲載した

■粒の量の測定（ペースト状食品）

詳細な方法については，p.35 〜 36 を参照．

使用器具	ステンレスふるい（目開き 600 μm）
測定回数	3 回以上測定し，離水率を算出し，平均値を掲載した

■コードの分類

　官能評価，物性（かたさ・付着性・凝集性），離水，粒の量を総合的に評価し分類した．基本的には，形態により嚥下食ピラミッドでどのレベルに分類されるかを評価（p.28，表 1）し，物性値（かたさ・付着性・凝集性）がそのレベルの範囲外の場合，原則として「評価された物性のレベル」に分類したが，同じシリーズの製品で異なるレベルとなった場合，物性の上限＋10％または下限－10％の範囲にあれば，そのレベルに掲載した．

　ゲル状食品の離水に関しては内部離水で評価し，官能評価結果を基に，原則としてコード 0 j で 5％ 未満，コード 1 j で 10％ 未満，コード 3 で 20％ 未満，20％ 以上のものをコード 4 としたが，同じシリーズの製品の分類具合も加味し評価した．コード 2-1 のクラッシュゼリータイプは官能評価結果を基に，内部離水率が 20％ 未満の製品とした．

　粒の量に関しては官能評価結果を基に，5 分後の値が 10％ 未満となるものを原則としてコード 2-1，10％ 以上となる物をコード 2-2 としたが，同じシリーズの製品の分類具合も加味し総合的に評価した．

コード		ゲル状食品の内部離水	ペースト状食品の粒の量
0 j		〜 5％	—
1 j		〜 10％	—
2	1	〜 20％（クラッシュゼリー）	〜 10％
	2	—	10％ 〜
3		〜 20％	—
4		20％〜	—

例外的な製品には注意書きをしたので参考にされたい．

※ コードの色について
　日本摂食嚥下リハビリテーション学会嚥下調整食特別委員会では，学会分類 2013（食事）の理解を容易にするため，図を作成している．委員会で決めた各コードの色は右図のとおり．各コードの色の差が少ないため，本書では次ページ以降，視覚的にわかりやすくなるように，この図とは異なる色を使用した．

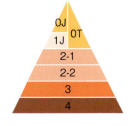

Code: 0j 嚥下訓練食品 0j

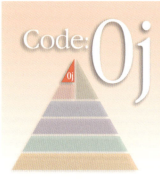

嚥下訓練食品の位置づけである．均質で，付着性が低く，凝集性が高く，かたさがやわらかく，離水が少ないゼリー．スライス状にすくうことが容易で，スプーンですくった時点で適切な食塊状となっているもの．誤嚥した際の組織反応や感染を考慮して，たんぱく質含有量が少ないものであること．

0j アイソカルジェリー くりん ぶどう味
ネスレ日本株式会社

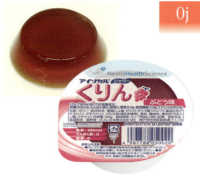

■栄養価（1個66g当たり）

エネルギー（kcal）	45
（kcal/100g）	68
水　分　量（g）	49.0
たんぱく質（g）	0.0
脂　　　質（g）	0.0
炭水化物（g）	16.4
P：F：C（%）	0：0：100

■食品物性

かたさ（N/m²）		3,298
凝集性		0.28
付着性（J/m³）		45
離水率(%)	表面	1.5
	内部	3.4

0j アイソカルジェリー くりん みかん味
ネスレ日本株式会社

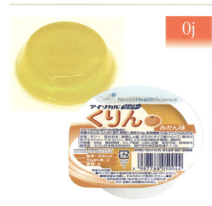

■栄養価（1個66g当たり）

エネルギー（kcal）	45
（kcal/100g）	68
水　分　量（g）	49.0
たんぱく質（g）	0.0
脂　　　質（g）	0.0
炭水化物（g）	16.4
P：F：C（%）	0：0：100

■食品物性

かたさ（N/m²）		2,939
凝集性		0.33
付着性（J/m³）		44
離水率(%)	表面	2.8
	内部	3.7

0j エンゲリード アップルゼリー
株式会社大塚製薬工場

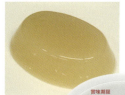
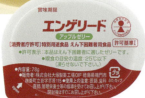

■栄養価（1個78g当たり）

エネルギー（kcal）	50
（kcal/100g）	64
水　分　量（g）	65.2
たんぱく質（g）	0.0
脂　　　質（g）	0.0
炭水化物（g）	12.5
P：F：C（%）	0：0：100

■食品物性

かたさ（N/m²）		3,862
凝集性		0.20
付着性（J/m³）		41
離水率(%)	表面	1.2
	内部	2.5

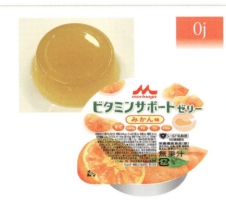

0j ビタミンサポートゼリー みかん味
株式会社クリニコ

■栄養価（1個78g当たり）

エネルギー(kcal)	100
(kcal/100g)	128
水分量(g)	48.6
たんぱく質(g)	0.0
脂質(g)	0.0
炭水化物(g)	29.2
P：F：C (%)	0：0：100

■食品物性

かたさ(N/m²)		3,401
凝集性		0.38
付着性(J/m³)		67
離水率(%)	表面	2.3
	内部	3.7

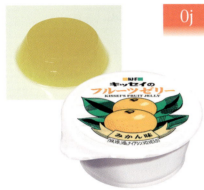

0j キッセイのフルーツゼリー みかん味
キッセイ薬品工業株式会社

■栄養価（1個65g当たり）

エネルギー(kcal)	43
(kcal/100g)	66
水分量(g)	54.2
たんぱく質(g)	0.0
脂質(g)	0.0
炭水化物(g)	10.7
P：F：C (%)	0：0：100

■食品物性

かたさ(N/m²)		2,982
凝集性		0.25
付着性(J/m³)		31
離水率(%)	表面	3.5
	内部	5.5

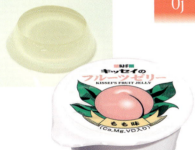

0j キッセイのフルーツゼリー もも味
キッセイ薬品工業株式会社

■栄養価（1個65g当たり）

エネルギー(kcal)	55
(kcal/100g)	85
水分量(g)	50.8
たんぱく質(g)	0.0
脂質(g)	0.0
炭水化物(g)	13.8
P：F：C (%)	0：0：100

■食品物性

かたさ(N/m²)		2,032
凝集性		0.37
付着性(J/m³)		47
離水率(%)	表面	1.2
	内部	4.2

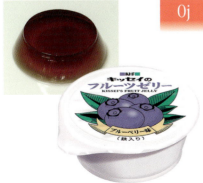

0j キッセイのフルーツゼリー ブルーベリー味
キッセイ薬品工業株式会社

■栄養価（1個65g当たり）

エネルギー(kcal)	51
(kcal/100g)	78
水分量(g)	52.1
たんぱく質(g)	0.0
脂質(g)	0.0
炭水化物(g)	12.8
P：F：C (%)	0：0：100

■食品物性

かたさ(N/m²)		4,101
凝集性		0.27
付着性(J/m³)		31
離水率(%)	表面	1.5
	内部	3.2

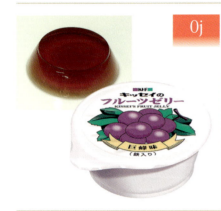

0j キッセイのフルーツゼリー 巨峰味
キッセイ薬品工業株式会社

■栄養価（1個65g当たり）

エネルギー (kcal)	51
(kcal/100g)	78
水　分　量 (g)	52.1
たんぱく質 (g)	0.0
脂　　質 (g)	0.0
炭水化物 (g)	12.8
P : F : C (%)	0 : 0 : 100

■食品物性

かたさ (N/m²)		4,271
凝集性		0.26
付着性 (J/m³)		41
離水率 (%)	表面	0.9
	内部	3.9

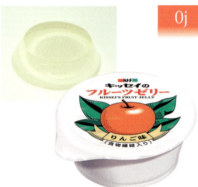

0j キッセイのフルーツゼリー りんご味
キッセイ薬品工業株式会社

■栄養価（1個65g当たり）

エネルギー (kcal)	64
(kcal/100g)	98
水　分　量 (g)	49.1
たんぱく質 (g)	0.0
脂　　質 (g)	0.0
炭水化物 (g)	15.9
P : F : C (%)	0 : 0 : 100

■食品物性

かたさ (N/m²)		7,268
凝集性		0.23
付着性 (J/m³)		43
離水率 (%)	表面	1.2
	内部	2.0

かたさがL0の範囲の10％以内であり，同シリーズがL0に属するため．

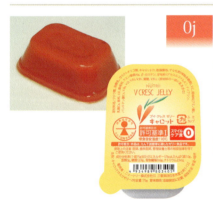

0j V CRESC JELLY キャロット
ニュートリー株式会社

■栄養価（1個75g当たり）

エネルギー (kcal)	57
(kcal/100g)	76
水　分　量 (g)	61.0
たんぱく質 (g)	1.0
脂　　質 (g)	0.0
炭水化物 (g)	13.5
P : F : C (%)	7 : 0 : 93

■食品物性

かたさ (N/m²)		3,517
凝集性		0.33
付着性 (J/m³)		37
離水率 (%)	表面	6.3
	内部	3.0

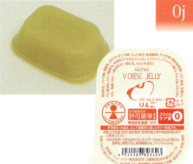

0j V CRESC JELLY りんご
ニュートリー株式会社

■栄養価（1個74g当たり）

エネルギー (kcal)	57
(kcal/100g)	77
水　分　量 (g)	59.0
たんぱく質 (g)	0.5
脂　　質 (g)	0.0
炭水化物 (g)	14.1
P : F : C (%)	3 : 0 : 97

■食品物性

かたさ (N/m²)		3,080
凝集性		0.31
付着性 (J/m³)		32
離水率 (%)	表面	8.1
	内部	3.9

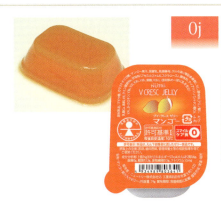

V CRESC JELLY マンゴー
ニュートリー株式会社

■栄養価（1個74g当たり）

エネルギー(kcal)	57
（kcal/100g)	77
水　分　量 (g)	60.0
たんぱく質 (g)	0.6
脂　　質 (g)	0.0
炭水化物 (g)	13.8
P：F：C (%)	4：0：96

■食品物性

かたさ (N/m^2)		3,236
凝集性		0.29
付着性 (J/m^3)		38
離水率 (%)	表面	6.2
	内部	3.4

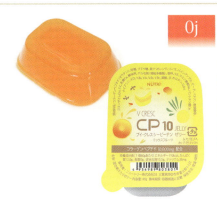

V CRESC CP10 JELLY
ニュートリー株式会社

■栄養価（1個80g当たり）

エネルギー(kcal)	110
（kcal/100g)	138
水　分　量 (g)	53.0
たんぱく質 (g)	12.0
脂　　質 (g)	0.0
炭水化物 (g)	15.5
P：F：C (%)	44：0：56

■食品物性

かたさ (N/m^2)		3,107
凝集性		0.25
付着性 (J/m^3)		44
離水率 (%)	表面	6.4
	内部	4.1

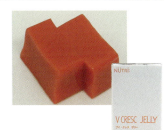

V CRESC JELLY キャロット ブリック
ニュートリー株式会社

■栄養価（1個215g当たり）

エネルギー(kcal)	134
（kcal/100g)	62
水　分　量 (g)	174.0
たんぱく質 (g)	2.0
脂　　質 (g)	0.0
炭水化物 (g)	32.0
P：F：C (%)	6：0：94

■食品物性

かたさ (N/m^2)		4,545
凝集性		0.40
付着性 (J/m^3)		146
離水率 (%)	表面	1.1
	内部	4.6

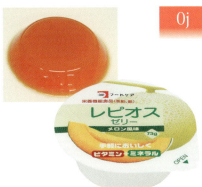

レピオスゼリー メロン風味
株式会社フードケア

■栄養価（1個73g当たり）

エネルギー(kcal)	40
（kcal/100g)	55
水　分　量 (g)	64.0
たんぱく質 (g)	0.2
脂　　質 (g)	0.0
炭水化物 (g)	9.1
P：F：C (%)	2：0：98

■食品物性

かたさ (N/m^2)		3,642
凝集性		0.25
付着性 (J/m^3)		24
離水率 (%)	表面	4.7
	内部	4.3

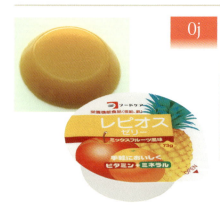

Oj　レピオスゼリー　ミックスフルーツ風味
株式会社フードケア

■栄養価（1個73g当たり）

エネルギー（kcal）	40
（kcal/100g）	55
水　分　量（g）	64.0
たんぱく質（g）	0.2
脂　　質（g）	0.0
炭水化物（g）	9.1
P：F：C（%）	2：0：98

■食品物性

かたさ（N/m²）		2,924
凝集性		0.27
付着性（J/m³）		19
離水率（%）	表面	2.2
	内部	2.4

COLUMN　とろみ調整食品の使用量の目安

　市販のとろみ調整食品を使用する際，学会分類2013（とろみ）の利用をお勧めする（p.127参照）．同じ程度の粘度にするために必要な添加量は，とろみ調整食品により異なる（表）．使用するとろみ調整食品は，どのくらいの量を使用すれば学会分類2013のどの段階になるのかを理解し，試飲によって確認しながら適切な添加量を把握することが大切である．

表　学会分類2013（とろみ）に基づくとろみ調整食品の使用量の目安（水100m*l* 当たり）

商品名	販売会社	薄いとろみ	中間のとろみ	濃いとろみ
つるりんこ® Quickly	クリニコ	0.8〜1.6	1.6〜2.6	2.6〜3.3
ソフティア® S	ニュートリー	0.7〜1.4	1.4〜2.3	2.3〜3.2
ネオハイトロミール® R&E	フードケア	0.6〜1.4	1.4〜2.2	2.2〜3.2
新スルーキングi®	キッセイ薬品工業	0.6〜1.3	1.3〜2.2	2.2〜3.4
トロミスマイル®	ヘルシーフード	0.6〜1.2	1.2〜2.0	2.0〜3.1
明治トロメイク® SP	明治	0.5〜1.2	1.2〜2.1	2.1〜2.7
トロミクリア®	ヘルシーフード	0.5〜1.1	1.1〜2.0	2.0〜2.9
トロメリン® Ex	ニュートリー	0.6〜1.1	1.1〜1.9	1.9〜2.6
トロミアップ® パーフェクト	日清オイリオグループ	0.5〜1.0	1.0〜1.7	1.7〜2.4
トロミパワースマイル®	ヘルシーフード	0.5〜1.0	1.0〜1.6	1.6〜2.4
ネオハイトロミール® Ⅲ	フードケア	0.4〜0.8	0.8〜1.4	1.4〜2.1
トロメリン® V	ニュートリー	0.6〜0.9	0.9〜1.4	1.4〜1.9

（藤田有紀ほか：県立広島大学人間文化学部紀要，12：1〜6，2017）

Code: 1j

嚥下調整食 1j

均質でなめらかで,離水が少ないゼリー・プリン・ムース状の食品である.たんぱく質含有量の多少は問わない.また,口腔内で多量に離水するものは不適.

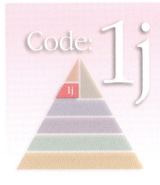

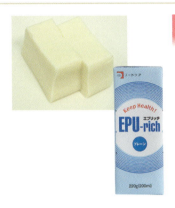

1j エプリッチ プレーン
株式会社フードケア

■栄養価(1個220g当たり)

エネルギー(kcal)	350
(kcal/100g)	159
水 分 量(g)	150.4
たんぱく質(g)	12.1
脂 質(g)	15.2
炭水化物(g)	41.4
P : F : C (%)	14 : 39 : 47

■食品物性

かたさ(N/m^2)		4,464
凝集性		0.47
付着性(J/m^3)		113
離水率(%)	表面	2.5
	内部	1.5

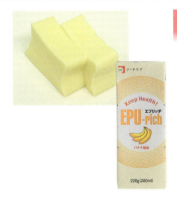

1j エプリッチ バナナ風味
株式会社フードケア

■栄養価(1個220g当たり)

エネルギー(kcal)	350
(kcal/100g)	159
水 分 量(g)	150.4
たんぱく質(g)	12.1
脂 質(g)	15.2
炭水化物(g)	41.4
P : F : C (%)	14 : 39 : 47

■食品物性

かたさ(N/m^2)		3,044
凝集性		0.53
付着性(J/m^3)		156
離水率(%)	表面	1.0
	内部	1.3

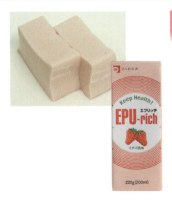

1j エプリッチ イチゴ風味
株式会社フードケア

■栄養価(1個220g当たり)

エネルギー(kcal)	350
(kcal/100g)	159
水 分 量(g)	150.4
たんぱく質(g)	12.1
脂 質(g)	15.2
炭水化物(g)	41.4
P : F : C (%)	14 : 39 : 47

■食品物性

かたさ(N/m^2)		4,053
凝集性		0.46
付着性(J/m^3)		118
離水率(%)	表面	1.7
	内部	1.5

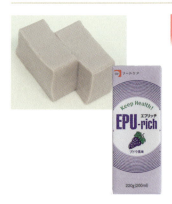

1j エプリッチ ブドウ風味
株式会社フードケア

■栄養価（1個220ｇ当たり）

エネルギー(kcal)	350
（kcal/100g）	159
水　分　量　(g)	150.4
たんぱく質　(g)	12.1
脂　　質　　(g)	15.2
炭水化物　(g)	41.4
P：F：C　(%)	14：39：47

■食品物性

かたさ (N/m²)		4,302
凝集性		0.47
付着性 (J/m³)		123
離水率 (%)	表面	1.0
	内部	1.1

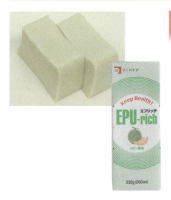

1j エプリッチ メロン風味
株式会社フードケア

■栄養価（1個220ｇ当たり）

エネルギー(kcal)	350
（kcal/100g）	159
水　分　量　(g)	150.4
たんぱく質　(g)	12.1
脂　　質　　(g)	15.2
炭水化物　(g)	41.4
P：F：C　(%)	14：39：47

■食品物性

かたさ (N/m²)		5,067
凝集性		0.48
付着性 (J/m³)		123
離水率 (%)	表面	1.9
	内部	1.7

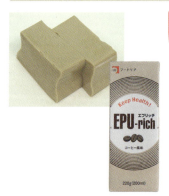

1j エプリッチ コーヒー風味
株式会社フードケア

■栄養価（1個220ｇ当たり）

エネルギー(kcal)	350
（kcal/100g）	159
水　分　量　(g)	150.4
たんぱく質　(g)	12.1
脂　　質　　(g)	15.2
炭水化物　(g)	41.4
P：F：C　(%)	14：39：47

■食品物性

かたさ (N/m²)		4,557
凝集性		0.49
付着性 (J/m³)		96
離水率 (%)	表面	2.4
	内部	1.7

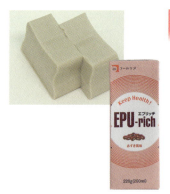

1j エプリッチ あずき風味
株式会社フードケア

■栄養価（1個220ｇ当たり）

エネルギー(kcal)	350
（kcal/100g）	159
水　分　量　(g)	150.4
たんぱく質　(g)	12.1
脂　　質　　(g)	15.2
炭水化物　(g)	41.4
P：F：C　(%)	14：39：47

■食品物性

かたさ (N/m²)		4,407
凝集性		0.47
付着性 (J/m³)		122
離水率 (%)	表面	0.9
	内部	1.7

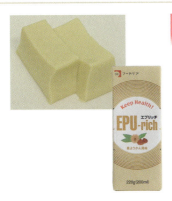

1j エプリッチ 栗ようかん風味
株式会社フードケア

■栄養価（1個220g当たり）

エネルギー（kcal）	350
（kcal/100g）	159
水　分　量（g）	150.4
たんぱく質（g）	12.1
脂　　　質（g）	15.2
炭水化物（g）	41.4
P：F：C（%）	14：39：47

■食品物性

かたさ（N/m²）		4,115
凝集性		0.49
付着性（J/m³）		75
離水率 (%)	表面	1.4
	内部	1.5

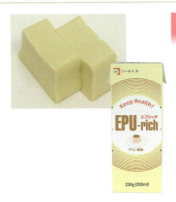

1j エプリッチ プリン風味
株式会社フードケア

■栄養価（1個220g当たり）

エネルギー（kcal）	350
（kcal/100g）	159
水　分　量（g）	150.4
たんぱく質（g）	12.1
脂　　　質（g）	15.2
炭水化物（g）	41.4
P：F：C（%）	14：39：47

■食品物性

かたさ（N/m²）		4,162
凝集性		0.46
付着性（J/m³）		130
離水率 (%)	表面	1.0
	内部	1.4

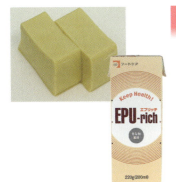

1j エプリッチ きな粉風味
株式会社フードケア

■栄養価（1個220g当たり）

エネルギー（kcal）	350
（kcal/100g）	159
水　分　量（g）	150.4
たんぱく質（g）	12.1
脂　　　質（g）	15.2
炭水化物（g）	41.4
P：F：C（%）	14：39：47

■食品物性

かたさ（N/m²）		4,802
凝集性		0.47
付着性（J/m³）		105
離水率 (%)	表面	1.9
	内部	1.5

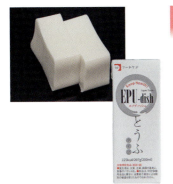

1j エプディッシュ とうふタイプ
株式会社フードケア

■栄養価（1個207g当たり）

エネルギー（kcal）	225
（kcal/100g）	109
水　分　量（g）	163.5
たんぱく質（g）	13.8
脂　　　質（g）	13.2
炭水化物（g）	15.9
P：F：C（%）	23：50：27

■食品物性

かたさ（N/m²）		5,379
凝集性		0.47
付着性（J/m³）		96
離水率 (%)	表面	0.7
	内部	1.2

1j トウフィール
日清オイリオグループ株式会社

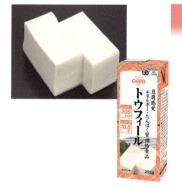

■栄養価（1個205g当たり）

エネルギー(kcal)	205
（kcal/100g）	100
水　分　量 (g)	167.5
たんぱく質 (g)	10.5
脂　　質 (g)	12.7
炭水化物 (g)	13.1
P：F：C (%)	20：55：25

■食品物性

かたさ (N/m²)		2,796
凝集性		0.48
付着性 (J/m³)		171
離水率 (%)	表面	2.9
	内部	3.9

1j ごまトウフィール
日清オイリオグループ株式会社

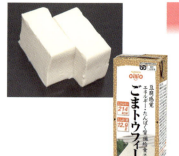

■栄養価（1個205g当たり）

エネルギー(kcal)	214
（kcal/100g）	104
水　分　量 (g)	164.8
たんぱく質 (g)	12.9
脂　　質 (g)	12.5
炭水化物 (g)	12.9
P：F：C (%)	24：52：24

■食品物性

かたさ (N/m²)		2,642
凝集性		0.52
付着性 (J/m³)		210
離水率 (%)	表面	3.2
	内部	2.7

1j トウフィール うまみだし味
日清オイリオグループ株式会社

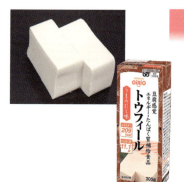

■栄養価（1個205g当たり）

エネルギー(kcal)	209
（kcal/100g）	102
水　分　量 (g)	168.1
たんぱく質 (g)	11.1
脂　　質 (g)	13.1
炭水化物 (g)	11.7
P：F：C (%)	21：56：22

■食品物性

かたさ (N/m²)		5,724
凝集性		0.47
付着性 (J/m³)		166
離水率 (%)	表面	1.6
	内部	3.8

1j MCTトウフィール
日清オイリオグループ株式会社

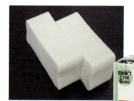

■栄養価（1個128g当たり）

エネルギー(kcal)	140
（kcal/100g）	109
水　分　量 (g)	103.9
たんぱく質 (g)	6.8
脂　　質 (g)	9.7
炭水化物 (g)	6.8
P：F：C (%)	19：62：19

■食品物性

かたさ (N/m²)		3,013
凝集性		0.46
付着性 (J/m³)		226
離水率 (%)	表面	1.6
	内部	2.3

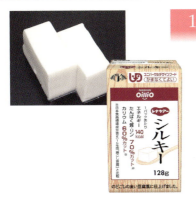

1j レナケアー シルキー
日清オイリオグループ株式会社

■栄養価（1個128g当たり）

エネルギー(kcal)	140
(kcal/100g)	109
水　分　量(g)	104.4
たんぱく質(g)	1.4
脂　　質(g)	9.8
炭水化物(g)	11.7
P：F：C (%)	4：63：33

■食品物性

かたさ (N/m²)		1,708
凝集性		0.55
付着性 (J/m³)		94
離水率 (%)	表面	4.4
	内部	4.6

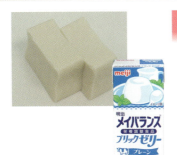

1j 明治メイバランス ブリックゼリー プレーン
株式会社明治

■栄養価（1個220g当たり）

エネルギー(kcal)	350
(kcal/100g)	159
水　分　量(g)	145.0
たんぱく質(g)	12.0
脂　　質(g)	14.0
炭水化物(g)	47.2
P：F：C (%)	13：35：52

■食品物性

かたさ (N/m²)		3,889
凝集性		0.43
付着性 (J/m³)		134
離水率 (%)	表面	0.4
	内部	0.6

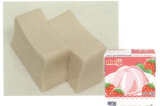

1j 明治メイバランス ブリックゼリー ストロベリー味
株式会社明治

■栄養価（1個220g当たり）

エネルギー(kcal)	350
(kcal/100g)	159
水　分　量(g)	145.0
たんぱく質(g)	12.0
脂　　質(g)	14.0
炭水化物(g)	47.2
P：F：C (%)	13：35：52

■食品物性

かたさ (N/m²)		5,040
凝集性		0.46
付着性 (J/m³)		124
離水率 (%)	表面	0.1
	内部	0.5

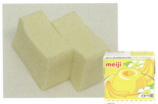

1j 明治メイバランス ブリックゼリー バナナ味
株式会社明治

■栄養価（1個220g当たり）

エネルギー(kcal)	350
(kcal/100g)	159
水　分　量(g)	145.0
たんぱく質(g)	12.0
脂　　質(g)	14.0
炭水化物(g)	47.2
P：F：C (%)	13：35：52

■食品物性

かたさ (N/m²)		3,210
凝集性		0.51
付着性 (J/m³)		175
離水率 (%)	表面	0.4
	内部	0.6

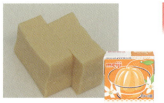

1j 明治メイバランス ブリックゼリー みかん味
株式会社明治

■栄養価（1個220g当たり）

エネルギー(kcal)	350
（kcal/100g)	159
水　分　量 (g)	145.0
たんぱく質 (g)	12.0
脂　　　質 (g)	14.0
炭水化物 (g)	47.2
P：F：C (%)	13：35：52

■食品物性

かたさ (N/m^2)		3,650
凝集性		0.48
付着性 (J/m^3)		123
離水率	表面	0.5
(%)	内部	0.6

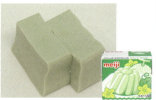

1j 明治メイバランス ブリックゼリー メロン味
株式会社明治

■栄養価（1個220g当たり）

エネルギー(kcal)	350
（kcal/100g)	159
水　分　量 (g)	145.0
たんぱく質 (g)	12.0
脂　　　質 (g)	14.0
炭水化物 (g)	47.2
P：F：C (%)	13：35：52

■食品物性

かたさ (N/m^2)		4,170
凝集性		0.44
付着性 (J/m^3)		129
離水率	表面	0.2
(%)	内部	0.7

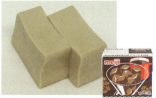

1j 明治メイバランス ブリックゼリー コーヒー味
株式会社明治

■栄養価（1個220g当たり）

エネルギー(kcal)	350
（kcal/100g)	159
水　分　量 (g)	145.0
たんぱく質 (g)	12.0
脂　　　質 (g)	14.0
炭水化物 (g)	47.2
P：F：C (%)	13：35：52

■食品物性

かたさ (N/m^2)		3,745
凝集性		0.47
付着性 (J/m^3)		157
離水率	表面	0.5
(%)	内部	0.6

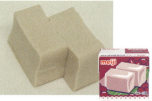

1j 明治メイバランス ブリックゼリー あずき味
株式会社明治

■栄養価（1個220g当たり）

エネルギー(kcal)	350
（kcal/100g)	159
水　分　量 (g)	145.0
たんぱく質 (g)	12.0
脂　　　質 (g)	14.0
炭水化物 (g)	47.2
P：F：C (%)	13：35：52

■食品物性

かたさ (N/m^2)		4,122
凝集性		0.46
付着性 (J/m^3)		121
離水率	表面	0.5
(%)	内部	0.6

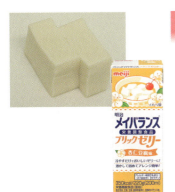

1j 明治メイバランス ブリックゼリー 杏仁豆腐味
株式会社明治

■栄養価（1個220g当たり）

エネルギー(kcal)	350
(kcal/100g)	159
水　分　量 (g)	145.0
たんぱく質 (g)	12.0
脂　　質 (g)	14.0
炭水化物 (g)	47.2
P：F：C (%)	13：35：52

■食品物性

かたさ (N/m²)		4,738
凝集性		0.42
付着性 (J/m³)		126
離水率 (%)	表面	0.4
	内部	0.6

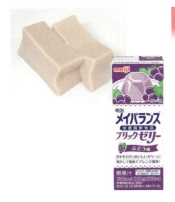

1j 明治メイバランスブリックゼリー ぶどう味
株式会社明治

■栄養価（1個220g当たり）

エネルギー(kcal)	350
(kcal/100g)	159
水　分　量 (g)	145.0
たんぱく質 (g)	12.0
脂　　質 (g)	14.0
炭水化物 (g)	47.2
P：F：C (%)	13：35：52

■食品物性

かたさ (N/m²)		4,435
凝集性		0.47
付着性 (J/m³)		151
離水率 (%)	表面	1.3
	内部	0.6

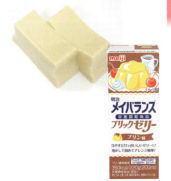

1j 明治メイバランスブリックゼリー プリン味
株式会社明治

■栄養価（1個220g当たり）

エネルギー(kcal)	350
(kcal/100g)	159
水　分　量 (g)	145.0
たんぱく質 (g)	12.0
脂　　質 (g)	14.0
炭水化物 (g)	47.2
P：F：C (%)	13：35：52

■食品物性

かたさ (N/m²)		5,157
凝集性		0.43
付着性 (J/m³)		133
離水率 (%)	表面	0.6
	内部	0.7

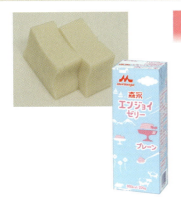

1j エンジョイゼリー プレーン
株式会社クリニコ

■栄養価（1個220g当たり）

エネルギー(kcal)	300
(kcal/100g)	136
水　分　量 (g)	152.7
たんぱく質 (g)	11.2
脂　　質 (g)	8.4
炭水化物 (g)	45.5
P：F：C (%)	15：25：60

■食品物性

かたさ (N/m²)		3,798
凝集性		0.40
付着性 (J/m³)		71
離水率 (%)	表面	3.8
	内部	1.3

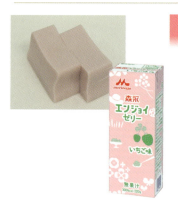

1j エンジョイゼリー いちご味
株式会社クリニコ

■栄養価（1個220g当たり）

エネルギー(kcal)	300
(kcal/100g)	136
水　分　量 (g)	152.7
たんぱく質 (g)	11.2
脂　　　質 (g)	8.4
炭水化物 (g)	45.5
P：F：C (%)	15：25：60

■食品物性

かたさ (N/m²)		3,406
凝集性		0.69
付着性 (J/m³)		27
離水率 (%)	表面	4.5
	内部	1.4

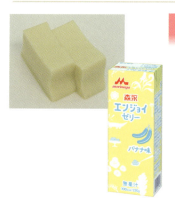

1j エンジョイゼリー バナナ味
株式会社クリニコ

■栄養価（1個220g当たり）

エネルギー(kcal)	300
(kcal/100g)	136
水　分　量 (g)	152.7
たんぱく質 (g)	11.2
脂　　　質 (g)	8.4
炭水化物 (g)	45.5
P：F：C (%)	15：25：60

■食品物性

かたさ (N/m²)		4,221
凝集性		0.52
付着性 (J/m³)		41
離水率 (%)	表面	4.4
	内部	1.7

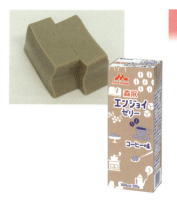

1j エンジョイゼリー コーヒー味
株式会社クリニコ

■栄養価（1個220g当たり）

エネルギー(kcal)	300
(kcal/100g)	136
水　分　量 (g)	152.7
たんぱく質 (g)	11.2
脂　　　質 (g)	8.4
炭水化物 (g)	45.5
P：F：C (%)	15：25：60

■食品物性

かたさ (N/m²)		3,923
凝集性		0.40
付着性 (J/m³)		69
離水率 (%)	表面	5.0
	内部	1.2

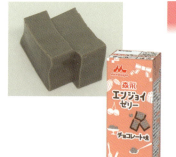

1j エンジョイゼリー チョコレート味
株式会社クリニコ

■栄養価（1個220g当たり）

エネルギー(kcal)	300
(kcal/100g)	136
水　分　量 (g)	152.7
たんぱく質 (g)	11.2
脂　　　質 (g)	8.4
炭水化物 (g)	45.5
P：F：C (%)	15：25：60

■食品物性

かたさ (N/m²)		3,379
凝集性		0.45
付着性 (J/m³)		59
離水率 (%)	表面	4.5
	内部	1.3

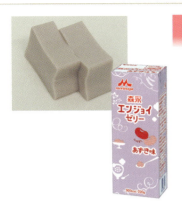

1j エンジョイゼリー あずき味
株式会社クリニコ

■栄養価（1個220ｇ当たり）

エネルギー(kcal)	300
(kcal/100g)	136
水分量(g)	152.7
たんぱく質(g)	11.2
脂質(g)	8.4
炭水化物(g)	45.5
P：F：C（％）	15：25：60

■食品物性

かたさ(N/m^2)		4,170
凝集性		0.54
付着性(J/m^3)		37
離水率(％)	表面	3.4
	内部	1.6

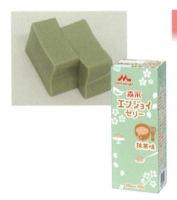

1j エンジョイゼリー 抹茶味
株式会社クリニコ

■栄養価（1個220ｇ当たり）

エネルギー(kcal)	300
(kcal/100g)	136
水分量(g)	152.7
たんぱく質(g)	11.2
脂質(g)	8.4
炭水化物(g)	45.5
P：F：C（％）	15：25：60

■食品物性

かたさ(N/m^2)		4,082
凝集性		0.42
付着性(J/m^3)		81
離水率(％)	表面	4.8
	内部	1.3

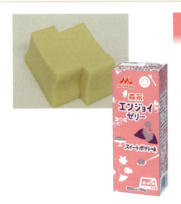

1j エンジョイゼリー スイートポテト味
株式会社クリニコ

■栄養価（1個220ｇ当たり）

エネルギー(kcal)	300
(kcal/100g)	136
水分量(g)	152.7
たんぱく質(g)	11.2
脂質(g)	8.4
炭水化物(g)	45.5
P：F：C（％）	15：25：60

■食品物性

かたさ(N/m^2)		3,446
凝集性		0.58
付着性(J/m^3)		35
離水率(％)	表面	6.1
	内部	3.1

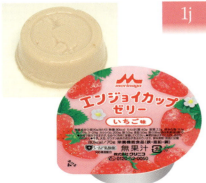

1j エンジョイカップゼリー いちご味
株式会社クリニコ

■栄養価（1個70ｇ当たり）

エネルギー(kcal)	80
(kcal/100g)	114
水分量(g)	52.1
たんぱく質(g)	4.0
脂質(g)	2.2
炭水化物(g)	11.1
P：F：C（％）	20：25：55

■食品物性

かたさ(N/m^2)		4,890
凝集性		0.36
付着性(J/m^3)		351
離水率(％)	表面	2.2
	内部	3.3

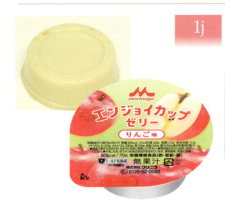

1j エンジョイカップゼリー りんご味
株式会社クリニコ

■栄養価（1個70g当たり）

エネルギー（kcal）	80
（kcal/100g）	114
水　分　量（g）	52.1
たんぱく質（g）	4.0
脂　　質（g）	2.2
炭 水 化 物（g）	11.1
P：F：C（％）	20：25：55

■食品物性

かたさ（N/m²）		5,213
凝集性		0.35
付着性（J/m³）		489
離水率（％）	表面	2.2
	内部	3.3

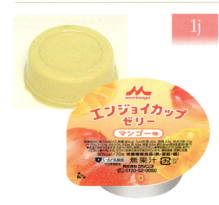

1j エンジョイカップゼリー マンゴー味
株式会社クリニコ

■栄養価（1個70g当たり）

エネルギー（kcal）	80
（kcal/100g）	114
水　分　量（g）	52.1
たんぱく質（g）	4.0
脂　　質（g）	2.2
炭 水 化 物（g）	11.1
P：F：C（％）	20：25：55

■食品物性

かたさ（N/m²）		5,036
凝集性		0.37
付着性（J/m³）		468
離水率（％）	表面	2.2
	内部	2.6

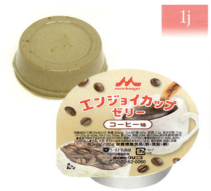

1j エンジョイカップゼリー コーヒー味
株式会社クリニコ

■栄養価（1個70g当たり）

エネルギー（kcal）	80
（kcal/100g）	114
水　分　量（g）	52.0
たんぱく質（g）	4.0
脂　　質（g）	2.2
炭 水 化 物（g）	11.1
P：F：C（％）	20：25：55

■食品物性

かたさ（N/m²）		5,530
凝集性		0.37
付着性（J/m³）		267
離水率（％）	表面	2.3
	内部	7.5

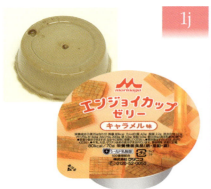

1j エンジョイカップゼリー キャラメル味
株式会社クリニコ

■栄養価（1個70g当たり）

エネルギー（kcal）	80
（kcal/100g）	114
水　分　量（g）	52.0
たんぱく質（g）	4.0
脂　　質（g）	2.2
炭 水 化 物（g）	11.1
P：F：C（％）	20：25：55

■食品物性

かたさ（N/m²）		5,468
凝集性		0.39
付着性（J/m³）		323
離水率（％）	表面	2.8
	内部	8.0

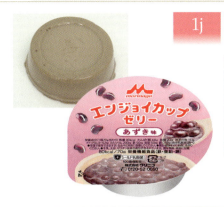

1j エンジョイカップゼリー あずき味
株式会社クリニコ

■栄養価（1個70g当たり）

エネルギー (kcal)	80
(kcal/100g)	114
水　分　量 (g)	52.0
たんぱく質 (g)	4.0
脂　　質 (g)	2.2
炭水化物 (g)	11.1
P：F：C (%)	20：25：55

■食品物性

かたさ (N/m^2)		5,229
凝集性		0.40
付着性 (J/m^3)		265
離水率 (%)	表面	2.5
	内部	7.6

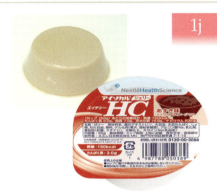

1j アイソカルジェリー HC あずき味
ネスレ日本株式会社

■栄養価（1個66g当たり）

エネルギー (kcal)	150
(kcal/100g)	227
水　分　量 (g)	38.0
たんぱく質 (g)	3.0
脂　　質 (g)	7.9
炭水化物 (g)	16.8
P：F：C (%)	8：47：45

■食品物性

かたさ (N/m^2)		2,700
凝集性		0.46
付着性 (J/m^3)		90
離水率 (%)	表面	1.7
	内部	2.6

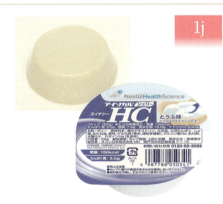

1j アイソカルジェリー HC とうふ味
ネスレ日本株式会社

■栄養価（1個66g当たり）

エネルギー (kcal)	150
(kcal/100g)	227
水　分　量 (g)	38.0
たんぱく質 (g)	3.0
脂　　質 (g)	7.9
炭水化物 (g)	16.8
P：F：C (%)	8：47：45

■食品物性

かたさ (N/m^2)		2,643
凝集性		0.44
付着性 (J/m^3)		83
離水率 (%)	表面	1.9
	内部	3.8

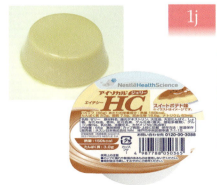

1j アイソカルジェリー HC スイートポテト味
ネスレ日本株式会社

■栄養価（1個66g当たり）

エネルギー (kcal)	150
(kcal/100g)	227
水　分　量 (g)	38.0
たんぱく質 (g)	3.0
脂　　質 (g)	7.9
炭水化物 (g)	16.8
P：F：C (%)	8：47：45

■食品物性

かたさ (N/m^2)		3,075
凝集性		0.48
付着性 (J/m^3)		88
離水率 (%)	表面	2.2
	内部	2.5

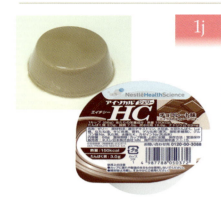

アイソカルジェリー HC チョコレート味
ネスレ日本株式会社

■栄養価（1個66g当たり）

エネルギー (kcal)	150
(kcal/100g)	227
水　分　量 (g)	38.0
たんぱく質 (g)	3.0
脂　　質 (g)	7.9
炭水化物 (g)	16.8
P : F : C (%)	8 : 47 : 45

■食品物性

かたさ (N/m^2)		2,430
凝集性		0.46
付着性 (J/m^3)		102
離水率 (%)	表面	1.1
	内部	2.6

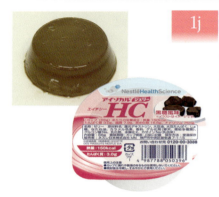

アイソカルジェリー HC 黒糖風味
ネスレ日本株式会社

■栄養価（1個66g当たり）

エネルギー (kcal)	150
(kcal/100g)	227
水　分　量 (g)	38.0
たんぱく質 (g)	3.0
脂　　質 (g)	7.9
炭水化物 (g)	16.8
P : F : C (%)	8 : 47 : 45

■食品物性

かたさ (N/m^2)		2,726
凝集性		0.44
付着性 (J/m^3)		98
離水率 (%)	表面	1.6
	内部	2.8

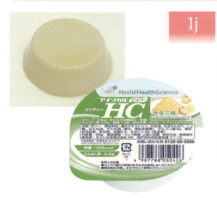

アイソカルジェリー HC きなこ味
ネスレ日本株式会社

■栄養価（1個66g当たり）

エネルギー (kcal)	150
(kcal/100g)	227
水　分　量 (g)	38.0
たんぱく質 (g)	3.0
脂　　質 (g)	7.9
炭水化物 (g)	16.8
P : F : C (%)	8 : 47 : 45

■食品物性

かたさ (N/m^2)		2,913
凝集性		0.46
付着性 (J/m^3)		103
離水率 (%)	表面	1.7
	内部	2.5

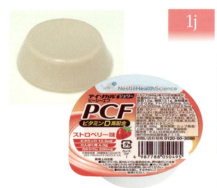

アイソカルジェリー PCF ストロベリー味
ネスレ日本株式会社

■栄養価（1個66g当たり）

エネルギー (kcal)	80
(kcal/100g)	121
水　分　量 (g)	46.0
たんぱく質 (g)	4.0
脂　　質 (g)	1.2
炭水化物 (g)	13.3＊
P : F : C (%)	20 : 14 : 67

■食品物性

かたさ (N/m^2)		4,188
凝集性		0.45
付着性 (J/m^3)		215
離水率 (%)	表面	2.1
	内部	3.7

＊：アイソカルジェリー PCF の炭水化物は 13.3〜13.7g（糖質 13.1g＋食物繊維 0.2〜0.6g）と公表されている.

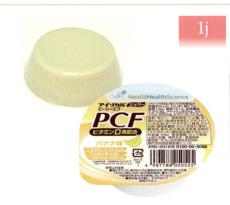

1j アイソカルジェリー PCF バナナ味
ネスレ日本株式会社

■栄養価（1個66g当たり）

エネルギー(kcal)	80
(kcal/100g)	121
水　分　量 (g)	46.0
たんぱく質 (g)	4.0
脂　　質 (g)	1.2
炭水化物 (g)	13.3*
P : F : C (%)	20：14：67

■食品物性

かたさ (N/m^2)		3,392
凝集性		0.49
付着性 (J/m^3)		223
離水率 (%)	表面	1.9
	内部	4.4

＊：アイソカルジェリー PCF の炭水化物は 13.3～13.7 g（糖質 13.1 g ＋食物繊維 0.2～0.6 g）と公表されている．

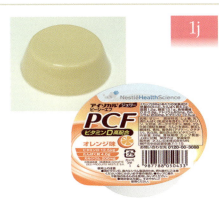

1j アイソカルジェリー PCF オレンジ味
ネスレ日本株式会社

■栄養価（1個66g当たり）

エネルギー(kcal)	80
(kcal/100g)	121
水　分　量 (g)	46.0
たんぱく質 (g)	4.0
脂　　質 (g)	1.2
炭水化物 (g)	13.3*
P : F : C (%)	20：14：67

■食品物性

かたさ (N/m^2)		4,198
凝集性		0.45
付着性 (J/m^3)		269
離水率 (%)	表面	1.2
	内部	3.9

＊：アイソカルジェリー PCF の炭水化物は 13.3～13.7 g（糖質 13.1 g ＋食物繊維 0.2～0.6 g）と公表されている．

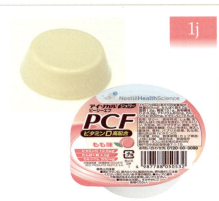

1j アイソカルジェリー PCF もも味
ネスレ日本株式会社

■栄養価（1個66g当たり）

エネルギー(kcal)	80
(kcal/100g)	121
水　分　量 (g)	46.0
たんぱく質 (g)	4.0
脂　　質 (g)	1.2
炭水化物 (g)	13.3*
P : F : C (%)	20：14：67

■食品物性

かたさ (N/m^2)		4,120
凝集性		0.45
付着性 (J/m^3)		212
離水率 (%)	表面	1.2
	内部	3.8

＊：アイソカルジェリー PCF の炭水化物は 13.3～13.7 g（糖質 13.1 g ＋食物繊維 0.2～0.6 g）と公表されている．

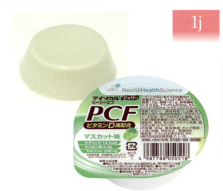

1j アイソカルジェリー PCF マスカット味
ネスレ日本株式会社

■栄養価（1個66g当たり）

エネルギー(kcal)	80
(kcal/100g)	121
水　分　量 (g)	46.0
たんぱく質 (g)	4.0
脂　　質 (g)	1.2
炭水化物 (g)	13.3*
P : F : C (%)	20：14：67

■食品物性

かたさ (N/m^2)		4,412
凝集性		0.46
付着性 (J/m^3)		234
離水率 (%)	表面	1.6
	内部	3.9

＊：アイソカルジェリー PCF の炭水化物は 13.3～13.7 g（糖質 13.1 g ＋食物繊維 0.2～0.6 g）と公表されている．

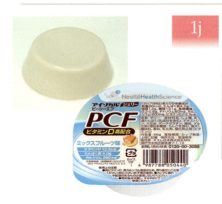

1j アイソカルジェリー PCF ミックスフルーツ味
ネスレ日本株式会社

■栄養価（1個66gあたり）

エネルギー(kcal)	80
(kcal/100g)	121
水　分　量(g)	46.0
たんぱく質(g)	4.0
脂　　　質(g)	1.2
炭水化物(g)	13.3 *
P：F：C (%)	20：14：67

■食品物性

かたさ (N/m^2)		4,277
凝集性		0.47
付着性 (J/m^3)		239
離水率 (%)	表面	1.8
	内部	4.0

＊：アイソカルジェリー PCF の炭水化物は 13.3～13.7 g（糖質 13.1 g＋食物繊維 0.2～0.6 g）と公表されている．

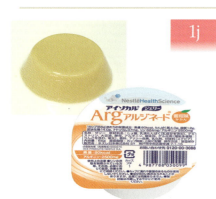

1j アイソカルジェリー Arg みかん味
ネスレ日本株式会社

■栄養価（1個66gあたり）

エネルギー(kcal)	80
(kcal/100g)	121
水　分　量(g)	45.0
たんぱく質(g)	4.0
脂　　　質(g)	1.2
炭水化物(g)	14.0
P：F：C (%)	19：13：68

■食品物性

かたさ (N/m^2)		2,055
凝集性		0.41
付着性 (J/m^3)		81
離水率 (%)	表面	2.7
	内部	3.1

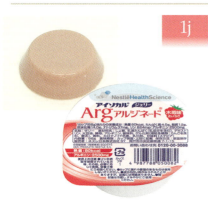

1j アイソカルジェリー Arg きいちご味
ネスレ日本株式会社

■栄養価（1個66gあたり）

エネルギー(kcal)	80
(kcal/100g)	121
水　分　量(g)	45.0
たんぱく質(g)	4.0
脂　　　質(g)	1.2
炭水化物(g)	14.0
P：F：C (%)	19：13：68

■食品物性

かたさ (N/m^2)		1,972
凝集性		0.40
付着性 (J/m^3)		113
離水率 (%)	表面	2.8
	内部	3.0

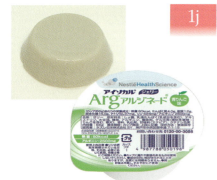

1j アイソカルジェリー Arg 青りんご味
ネスレ日本株式会社

■栄養価（1個66gあたり）

エネルギー(kcal)	80
(kcal/100g)	121
水　分　量(g)	45.0
たんぱく質(g)	4.0
脂　　　質(g)	1.2
炭水化物(g)	14.0
P：F：C (%)	19：13：68

■食品物性

かたさ (N/m^2)		2,071
凝集性		0.41
付着性 (J/m^3)		82
離水率 (%)	表面	3.0
	内部	2.7

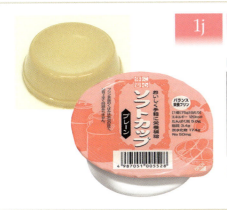

1j ソフトカップ プレーン
キッセイ薬品工業株式会社

■栄養価（1個75g当たり）

エネルギー（kcal）	120
（kcal/100g）	160
水　分　量（g）	49.2
たんぱく質（g）	5.0
脂　　質（g）	3.4
炭水化物（g）	17.4
P：F：C（%）	17：25：58

■食品物性

かたさ（N/m²）		7,270
凝集性		0.42
付着性（J/m³）		199
離水率(%)	表面	1.1
	内部	6.6

同シリーズの他の味は内部離水が10%以上であるため注意が必要．

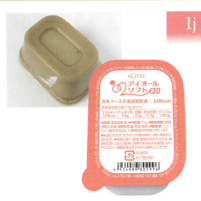

1j アイオールソフト120
ニュートリー株式会社

■栄養価（1個77g当たり）

エネルギー（kcal）	120
（kcal/100g）	156
水　分　量（g）	50.0
たんぱく質（g）	4.9
脂　　質（g）	3.5
炭水化物（g）	17.2
P：F：C（%）	16：26：57

■食品物性

かたさ（N/m²）		7,435
凝集性		0.38
付着性（J/m³）		328
離水率(%)	表面	1.4
	内部	3.5

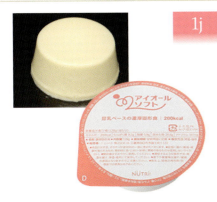

1j アイオールソフト
ニュートリー株式会社

■栄養価（1個128g当たり）

エネルギー（kcal）	200
（kcal/100g）	156
水　分　量（g）	83.0
たんぱく質（g）	8.2
脂　　質（g）	5.9
炭水化物（g）	28.6
P：F：C（%）	16：27：57

■食品物性

かたさ（N/m²）		7,705
凝集性		0.42
付着性（J/m³）		261
離水率(%)	表面	1.0
	内部	3.8

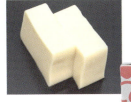

1j アイオールソフト ブリック
ニュートリー株式会社

■栄養価（1個220g当たり）

エネルギー（kcal）	360
（kcal/100g）	164
水　分　量（g）	142.0
たんぱく質（g）	14.7
脂　　質（g）	10.5
炭水化物（g）	51.6
P：F：C（%）	16：26：57

■食品物性

かたさ（N/m²）		4,693
凝集性		0.36
付着性（J/m³）		338
離水率(%)	表面	0.8
	内部	4.5

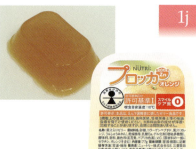

1j プロッカ Zn オレンジ
ニュートリー株式会社

■栄養価（1個77g当たり）

エネルギー（kcal）	80
（kcal/100g）	104
水　分　量（g）	57.7
たんぱく質（g）	6.2
脂　　　質（g）	0.0
炭水化物（g）	13.8
P：F：C（%）	31：0：69

■食品物性

かたさ（N/m^2）		3,663
凝集性		0.24
付着性（J/m^3）		32
離水率 (%)	表面	7.8
	内部	4.6

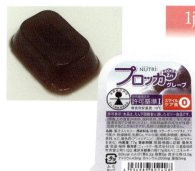

1j プロッカ Zn グレープ
ニュートリー株式会社

■栄養価（1個77g当たり）

エネルギー（kcal）	80
（kcal/100g）	104
水　分　量（g）	57.7
たんぱく質（g）	6.2
脂　　　質（g）	0.0
炭水化物（g）	13.8
P：F：C（%）	31：0：69

■食品物性

かたさ（N/m^2）		3,918
凝集性		0.27
付着性（J/m^3）		45
離水率 (%)	表面	8.7
	内部	3.6

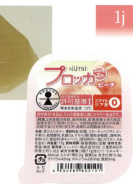

1j プロッカ Zn ピーチ
ニュートリー株式会社

■栄養価（1個77g当たり）

エネルギー（kcal）	80
（kcal/100g）	104
水　分　量（g）	57.7
たんぱく質（g）	6.2
脂　　　質（g）	0.0
炭水化物（g）	13.8
P：F：C（%）	31：0：69

■食品物性

かたさ（N/m^2）		3,590
凝集性		0.25
付着性（J/m^3）		45
離水率 (%)	表面	8.7
	内部	4.4

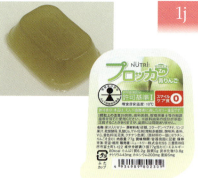

1j プロッカ Zn 青りんご
ニュートリー株式会社

■栄養価（1個77g当たり）

エネルギー（kcal）	80
（kcal/100g）	104
水　分　量（g）	57.7
たんぱく質（g）	6.2
脂　　　質（g）	0.0
炭水化物（g）	13.8
P：F：C（%）	31：0：69

■食品物性

かたさ（N/m^2）		4,058
凝集性		0.21
付着性（J/m^3）		50
離水率 (%)	表面	8.9
	内部	4.5

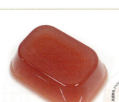

1j プロッカZn 甘酒
ニュートリー株式会社

■栄養価（1個77g当たり）

エネルギー(kcal)	80
(kcal/100g)	104
水 分 量 (g)	57.7
たんぱく質 (g)	6.2
脂 質 (g)	0.0
炭水化物 (g)	13.8
P : F : C (%)	31 : 0 : 69

■食品物性

かたさ(N/m²)		1,795
凝集性		0.33
付着性(J/m³)		52
離水率(%)	表面	0.8
	内部	5.7

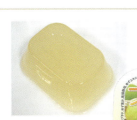

1j プロッカZn いちご
ニュートリー株式会社

■栄養価（1個77g当たり）

エネルギー(kcal)	80
(kcal/100g)	104
水 分 量 (g)	57.7
たんぱく質 (g)	6.2
脂 質 (g)	0.0
炭水化物 (g)	13.8
P : F : C (%)	31 : 0 : 69

■食品物性

かたさ(N/m²)		2,960
凝集性		0.25
付着性(J/m³)		59
離水率(%)	表面	4.4
	内部	3.9

1j プロッカZn ゆず
ニュートリー株式会社

■栄養価（1個77g当たり）

エネルギー(kcal)	80
(kcal/100g)	104
水 分 量 (g)	57.7
たんぱく質 (g)	6.2
脂 質 (g)	0.0
炭水化物 (g)	13.8
P : F : C (%)	31 : 0 : 69

■食品物性

かたさ(N/m²)		3,438
凝集性		0.24
付着性(J/m³)		62
離水率(%)	表面	3.1
	内部	4.1

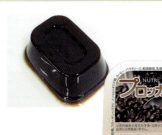

1j プロッカZn コーヒー
ニュートリー株式会社

■栄養価（1個77g当たり）

エネルギー(kcal)	80
(kcal/100g)	104
水 分 量 (g)	57.7
たんぱく質 (g)	6.2
脂 質 (g)	0.0
炭水化物 (g)	13.8
P : F : C (%)	31 : 0 : 69

■食品物性

かたさ(N/m²)		6,194
凝集性		0.23
付着性(J/m³)		29
離水率(%)	表面	3.5
	内部	4.0

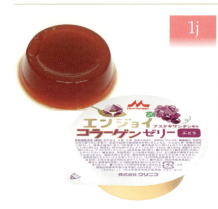

1j エンジョイコラーゲンゼリー ぶどう
株式会社クリニコ

■栄養価（1個72g当たり）

エネルギー (kcal)	80
(kcal/100g)	111
水分量 (g)	51.9
たんぱく質 (g)	6.0
脂質 (g)	0.0
炭水化物 (g)	14.0
P : F : C (%)	30 : 0 : 70

■食品物性

かたさ (N/m^2)		3,577
凝集性		0.32
付着性 (J/m^3)		59
離水率 (%)	表面	2.5
	内部	8.9

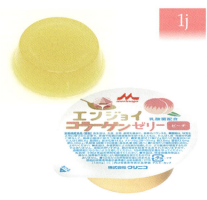

1j エンジョイコラーゲンゼリー ピーチ
株式会社クリニコ

■栄養価（1個72g当たり）

エネルギー (kcal)	80
(kcal/100g)	111
水分量 (g)	51.9
たんぱく質 (g)	6.0
脂質 (g)	0.0
炭水化物 (g)	14.0
P : F : C (%)	30 : 0 : 70

■食品物性

かたさ (N/m^2)		3,452
凝集性		0.31
付着性 (J/m^3)		52
離水率 (%)	表面	1.9
	内部	8.0

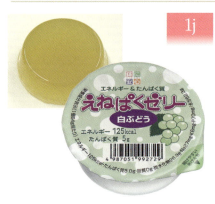

1j えねぱくゼリー 白ぶどう
キッセイ薬品工業株式会社

■栄養価（1個84g当たり）

エネルギー (kcal)	125
(kcal/100g)	149
水分量 (g)	52.3
たんぱく質 (g)	5.0
脂質 (g)	0.0
炭水化物 (g)	26.3
P : F : C (%)	16 : 0 : 84

■食品物性

かたさ (N/m^2)		3,403
凝集性		0.24
付着性 (J/m^3)		31
離水率 (%)	表面	0.1
	内部	2.2

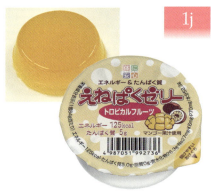

1j えねぱくゼリー トロピカルフルーツ
キッセイ薬品工業株式会社

■栄養価（1個84g当たり）

エネルギー (kcal)	125
(kcal/100g)	149
水分量 (g)	52.3
たんぱく質 (g)	5.0
脂質 (g)	0.0
炭水化物 (g)	26.3
P : F : C (%)	16 : 0 : 84

■食品物性

かたさ (N/m^2)		3,650
凝集性		0.23
付着性 (J/m^3)		33
離水率 (%)	表面	0.2
	内部	2.3

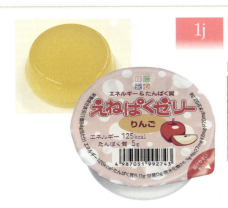

1j えねぱくゼリー りんご
キッセイ薬品工業株式会社

■栄養価（1個84g当たり）

エネルギー（kcal）	125
（kcal/100g）	149
水　分　量（g）	52.3
たんぱく質（g）	5.0
脂　　　質（g）	0.0
炭水化物（g）	26.3
P : F : C（%）	16 : 0 : 84

■食品物性

かたさ（N/m²）		3,292
凝集性		0.28
付着性（J/m³）		36
離水率	表面	0.4
（%）	内部	2.1

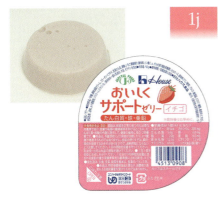

1j おいしくサポートゼリー イチゴ
ハウス食品株式会社

■栄養価（1個63g当たり）

エネルギー（kcal）	88
（kcal/100g）	140
水　分　量（g）	42.7
たんぱく質（g）	5.0
脂　　　質（g）	2.0
炭水化物（g）	12.5
P : F : C（%）	23 : 20 : 57

■食品物性

かたさ（N/m²）		2,759
凝集性		0.42
付着性（J/m³）		123
離水率	表面	1.9
（%）	内部	3.5

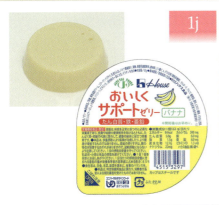

1j おいしくサポートゼリー バナナ
ハウス食品株式会社

■栄養価（1個63g当たり）

エネルギー（kcal）	84
（kcal/100g）	133
水　分　量（g）	43.1
たんぱく質（g）	5.0
脂　　　質（g）	1.5
炭水化物（g）	12.7
P : F : C（%）	24 : 16 : 60

■食品物性

かたさ（N/m²）		3,629
凝集性		0.45
付着性（J/m³）		130
離水率	表面	2.3
（%）	内部	3.5

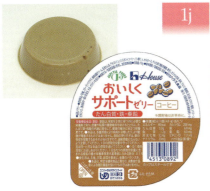

1j おいしくサポートゼリー コーヒー
ハウス食品株式会社

■栄養価（1個63g当たり）

エネルギー（kcal）	80
（kcal/100g）	127
水　分　量（g）	43.7
たんぱく質（g）	5.0
脂　　　質（g）	1.2
炭水化物（g）	12.4
P : F : C（%）	25 : 13 : 62

■食品物性

かたさ（N/m²）		4,249
凝集性		0.40
付着性（J/m³）		107
離水率	表面	5.3
（%）	内部	6.0

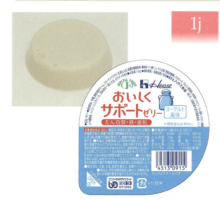

1j おいしくサポートゼリー ヨーグルト風味
ハウス食品株式会社

■栄養価（1個63g当たり）

エネルギー（kcal）	85
（kcal/100g）	135
水　分　量（g）	43.0
たんぱく質（g）	5.0
脂　　　質（g）	1.6
炭水化物（g）	12.7
P：F：C（%）	23：17：60

■食品物性

かたさ（N/m²）		3,618
凝集性		0.43
付着性（J/m³）		149
離水率 (%)	表面	2.2
	内部	3.4

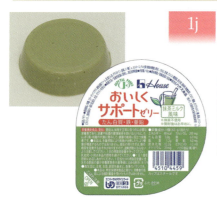

1j おいしくサポートゼリー 抹茶ミルク風味
ハウス食品株式会社

■栄養価（1個63g当たり）

エネルギー（kcal）	80
（kcal/100g）	127
水　分　量（g）	43.8
たんぱく質（g）	5.0
脂　　　質（g）	1.2
炭水化物（g）	12.2
P：F：C（%）	25：14：61

■食品物性

かたさ（N/m²）		4,244
凝集性		0.38
付着性（J/m³）		110
離水率 (%)	表面	5.9
	内部	4.6

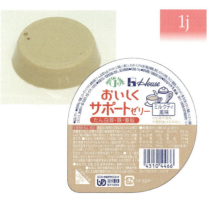

1j おいしくサポートゼリー ミルクティ風味
ハウス食品株式会社

■栄養価（1個63g当たり）

エネルギー（kcal）	80
（kcal/100g）	127
水　分　量（g）	43.9
たんぱく質（g）	5.0
脂　　　質（g）	1.2
炭水化物（g）	12.2
P：F：C（%）	25：14：61

■食品物性

かたさ（N/m²）		3,905
凝集性		0.41
付着性（J/m³）		98
離水率 (%)	表面	5.2
	内部	4.5

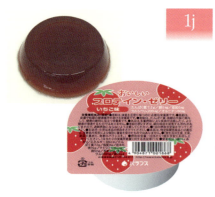

1j おいしいプロテインゼリー いちご味
バランス株式会社

■栄養価（1個74g当たり）

エネルギー（kcal）	88
（kcal/100g）	119
水　分　量（g）	51.0
たんぱく質（g）	7.2
脂　　　質（g）	0.0
炭水化物（g）	15.0
P：F：C（%）	32：0：68

■食品物性

かたさ（N/m²）		1,353
凝集性		0.37
付着性（J/m³）		31
離水率 (%)	表面	3.4
	内部	3.6

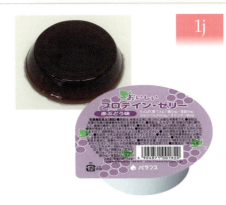

1j おいしいプロテインゼリー 赤ぶどう味
バランス株式会社

■栄養価（1個74g当たり）

エネルギー(kcal)	88
(kcal/100g)	119
水　分　量(g)	50.5
たんぱく質(g)	7.2
脂　　質(g)	0.0
炭水化物(g)	15.0
P：F：C(%)	32：0：68

■食品物性

かたさ(N/m^2)		1,348
凝集性		0.40
付着性(J/m^3)		29
離水率(%)	表面	3.4
	内部	3.6

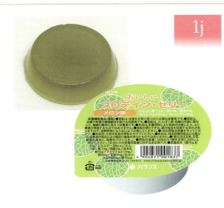

1j おいしいプロテインゼリー メロン味
バランス株式会社

■栄養価（1個74g当たり）

エネルギー(kcal)	88
(kcal/100g)	119
水　分　量(g)	51.4
たんぱく質(g)	7.2
脂　　質(g)	0.0
炭水化物(g)	15.0
P：F：C(%)	32：0：68

■食品物性

かたさ(N/m^2)		1,305
凝集性		0.37
付着性(J/m^3)		33
離水率(%)	表面	3.3
	内部	4.5

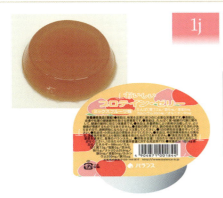

1j おいしいプロテインゼリー ミックスフルーツ味
バランス株式会社

■栄養価（1個74g当たり）

エネルギー(kcal)	88
(kcal/100g)	119
水　分　量(g)	50.8
たんぱく質(g)	7.2
脂　　質(g)	0.0
炭水化物(g)	15.0
P：F：C(%)	32：0：68

■食品物性

かたさ(N/m^2)		1,369
凝集性		0.38
付着性(J/m^3)		31
離水率(%)	表面	3.1
	内部	3.8

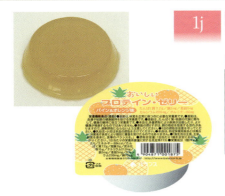

1j おいしいプロテインゼリー パイン＆オレンジ味
バランス株式会社

■栄養価（1個74g当たり）

エネルギー(kcal)	88
(kcal/100g)	119
水　分　量(g)	51.3
たんぱく質(g)	7.2
脂　　質(g)	0.0
炭水化物(g)	15.0
P：F：C(%)	32：0：68

■食品物性

かたさ(N/m^2)		1,152
凝集性		0.39
付着性(J/m^3)		31
離水率(%)	表面	2.5
	内部	3.5

1j おいしいプロテインゼリー バナナ&ピーチ味
バランス株式会社

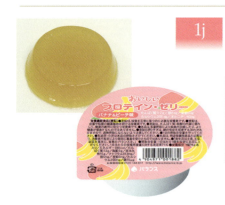

■栄養価（1個74g当たり）

エネルギー（kcal）	88
（kcal/100g）	119
水　分　量（g）	51.9
たんぱく質（g）	7.2
脂　　　質（g）	0.0
炭水化物（g）	15.0
P：F：C（％）	32：0：68

■食品物性

かたさ（N/m²）		1,369
凝集性		0.39
付着性（J/m³）		27
離水率 (%)	表面	3.8
	内部	4.2

1j たんぱくゼリー・セブン いちご味
ホリカフーズ株式会社

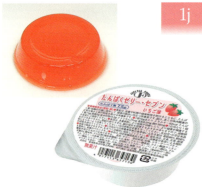

■栄養価（1個70g当たり）

エネルギー（kcal）	92
（kcal/100g）	131
水　分　量（g）	46.4
たんぱく質（g）	7.5
脂　　　質（g）	0.0
炭水化物（g）	15.5
P：F：C（％）	33：0：67

■食品物性

かたさ（N/m²）		4,939
凝集性		0.25
付着性（J/m³）		51
離水率 (%)	表面	3.0
	内部	1.8

1j たんぱくゼリー・セブン オレンジ味
ホリカフーズ株式会社

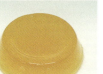

■栄養価（1個70g当たり）

エネルギー（kcal）	92
（kcal/100g）	131
水　分　量（g）	46.6
たんぱく質（g）	7.5
脂　　　質（g）	0.0
炭水化物（g）	15.5
P：F：C（％）	33：0：67

■食品物性

かたさ（N/m²）		2,600
凝集性		0.32
付着性（J/m³）		46
離水率 (%)	表面	4.2
	内部	2.9

1j たんぱくゼリー・セブン パイン味
ホリカフーズ株式会社

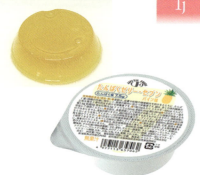

■栄養価（1個70g当たり）

エネルギー（kcal）	92
（kcal/100g）	131
水　分　量（g）	46.6
たんぱく質（g）	7.5
脂　　　質（g）	0.0
炭水化物（g）	15.5
P：F：C（％）	33：0：67

■食品物性

かたさ（N/m²）		2,451
凝集性		0.34
付着性（J/m³）		40
離水率 (%)	表面	4.2
	内部	2.6

1j たんぱくゼリー・セブン コーヒー味
ホリカフーズ株式会社

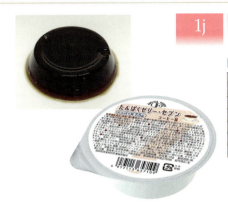

■栄養価（1個70g当たり）

エネルギー（kcal）	92
（kcal/100g）	131
水　分　量（g）	46.5
たんぱく質（g）	7.5
脂　　質（g）	0.0
炭水化物（g）	15.5
P：F：C（％）	33：0：67

■食品物性

かたさ（N/m²）	4,923
凝集性	0.22
付着性（J/m³）	56
離水率（％）表面	7.3
内部	1.8

1j たんぱくゼリー・セブン うめ味
ホリカフーズ株式会社

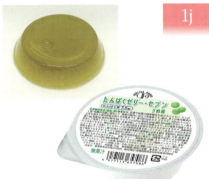

■栄養価（1個70g当たり）

エネルギー（kcal）	92
（kcal/100g）	131
水　分　量（g）	46.6
たんぱく質（g）	7.5
脂　　質（g）	0.0
炭水化物（g）	15.5
P：F：C（％）	33：0：67

■食品物性

かたさ（N/m²）	2,600
凝集性	0.31
付着性（J/m³）	45
離水率（％）表面	4.4
内部	2.8

1j たんぱくゼリー・セブン 黒蜜味
ホリカフーズ株式会社

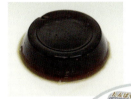

■栄養価（1個70g当たり）

エネルギー（kcal）	92
（kcal/100g）	131
水　分　量（g）	46.6
たんぱく質（g）	7.5
脂　　質（g）	0.0
炭水化物（g）	15.5
P：F：C（％）	33：0：67

■食品物性

かたさ（N/m²）	4,690
凝集性	0.24
付着性（J/m³）	49
離水率（％）表面	6.6
内部	1.8

1j たんぱくゼリー・セブン 焼りんご味
ホリカフーズ株式会社

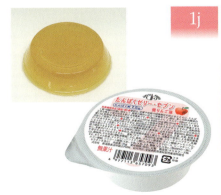

■栄養価（1個70g当たり）

エネルギー（kcal）	92
（kcal/100g）	131
水　分　量（g）	46.6
たんぱく質（g）	7.5
脂　　質（g）	0.0
炭水化物（g）	15.5
P：F：C（％）	33：0：67

■食品物性

かたさ（N/m²）	2,340
凝集性	0.32
付着性（J/m³）	52
離水率（％）表面	4.6
内部	2.5

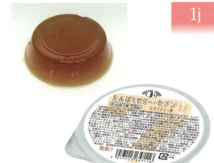

1j たんぱくゼリー・セブン レモンティー味
ホリカフーズ株式会社

■栄養価 (1個70g当たり)

エネルギー(kcal)	92
(kcal/100g)	131
水　分　量(g)	46.5
たんぱく質(g)	7.5
脂　　　質(g)	0.0
炭 水 化 物(g)	15.5
P：F：C (%)	33：0：67

■食品物性

かたさ(N/m²)		3,204
凝集性		0.32
付着性(J/m³)		58
離水率 (%)	表面	3.2
	内部	2.3

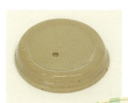

1j プロキュア プチプリン バナナ風味
日清オイリオグループ株式会社

■栄養価 (1個40g当たり)

エネルギー(kcal)	83
(kcal/100g)	208
水　分　量(g)	25.3
たんぱく質(g)	5.0
脂　　　質(g)	5.0
炭 水 化 物(g)	4.4
P：F：C (%)	24：54：21

■食品物性

かたさ(N/m²)		3,745
凝集性		0.37
付着性(J/m³)		71
離水率 (%)	表面	2.2
	内部	3.4

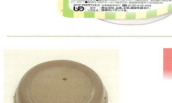

1j プロキュア プチプリン あずき風味
日清オイリオグループ株式会社

■栄養価 (1個40g当たり)

エネルギー(kcal)	83
(kcal/100g)	208
水　分　量(g)	25.3
たんぱく質(g)	5.0
脂　　　質(g)	5.0
炭 水 化 物(g)	4.4
P：F：C (%)	24：54：21

■食品物性

かたさ(N/m²)		5,310
凝集性		0.35
付着性(J/m³)		84
離水率 (%)	表面	5.1
	内部	4.2

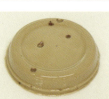

1j プロキュア プチプリン キャラメル風味
日清オイリオグループ株式会社

■栄養価 (1個40g当たり)

エネルギー(kcal)	83
(kcal/100g)	208
水　分　量(g)	25.3
たんぱく質(g)	5.0
脂　　　質(g)	5.0
炭 水 化 物(g)	4.4
P：F：C (%)	24：54：21

■食品物性

かたさ(N/m²)		4,377
凝集性		0.37
付着性(J/m³)		69
離水率 (%)	表面	1.9
	内部	2.3

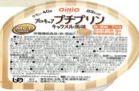

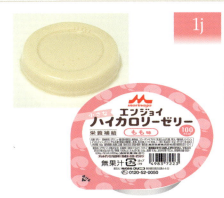

1j エンジョイ小さなハイカロリーゼリー もも味
株式会社クリニコ

■栄養価（1個40g当たり）

エネルギー（kcal）	100
（kcal/100g）	250
水 分 量（g）	20.3
たんぱく質（g）	5.0
脂 質（g）	4.4
炭 水 化 物（g）	10.2
P：F：C（%）	20：39：41

■食品物性

かたさ（N/m^2）		6,499
凝集性		0.39
付着性（J/m^3）		430
離水率 (%)	表面	1.9
	内部	3.4

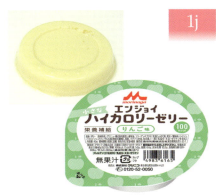

1j エンジョイ小さなハイカロリーゼリー りんご味
株式会社クリニコ

■栄養価（1個40g当たり）

エネルギー（kcal）	100
（kcal/100g）	250
水 分 量（g）	20.3
たんぱく質（g）	5.0
脂 質（g）	4.4
炭 水 化 物（g）	10.2
P：F：C（%）	20：39：41

■食品物性

かたさ（N/m^2）		5,422
凝集性		0.43
付着性（J/m^3）		382
離水率 (%)	表面	2.9
	内部	3.5

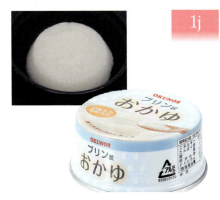

1j OKUNOS プリン状おかゆ
ホリカフーズ株式会社

■栄養価（1個95g当たり）

エネルギー（kcal）	80
（kcal/100g）	84
水 分 量（g）	74.8
たんぱく質（g）	0.8
脂 質（g）	0.1
炭 水 化 物（g）	19.0
P：F：C（%）	4：1：95

■食品物性

	常温	45℃
かたさ（N/m^2）	2,817	727
凝集性	0.40	0.70
付着性（J/m^3）	99	78

温めるとペースト状程度までやわらかくなるため注意が必要．

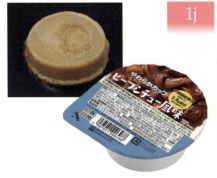

1j やわらかカップ ビーフシチュー風味
キッセイ薬品工業株式会社

■栄養価（1個60g当たり）

エネルギー（kcal）	91
（kcal/100g）	152
水 分 量（g）	45.4
たんぱく質（g）	3.3
脂 質（g）	7.5
炭 水 化 物（g）	2.6
P：F：C（%）	14：74：11

■食品物性

		常温	45℃
かたさ（N/m^2）		3,061	2,271
凝集性		0.46	0.46
付着性（J/m^3）		565	352
離水率 (%)	表面	2.1	—
	内部	2.5	—

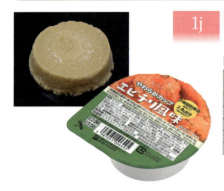

1j やわらかカップ エビチリ風味
キッセイ薬品工業株式会社

■栄養価（1個60g当たり）

エネルギー(kcal)	88
(kcal/100g)	147
水　分　量　(g)	45.4
たんぱく質　(g)	3.4
脂　　質　(g)	6.8
炭水化物　(g)	3.2
P：F：C　(%)	16：70：15

■食品物性

	常温	45℃
かたさ (N/m²)	3,332	3,724
凝集性	0.51	0.39
付着性 (J/m³)	757	433
離水率　表面 (%)　　内部	2.3 1.9	― ―

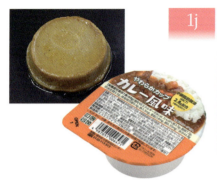

1j やわらかカップ カレー風味
キッセイ薬品工業株式会社

■栄養価（1個60g当たり）

エネルギー(kcal)	93
(kcal/100g)	155
水　分　量　(g)	44.8
たんぱく質　(g)	3.5
脂　　質　(g)	7.2
炭水化物　(g)	3.5
P：F：C　(%)	15：70：15

■食品物性

	常温	45℃
かたさ (N/m²)	4,005	4,594
凝集性	0.44	0.47
付着性 (J/m³)	684	645
離水率　表面 (%)　　内部	2.4 2.5	― ―

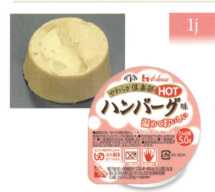

1j やわらか倶楽部 HOT ハンバーグ味
ハウス食品株式会社

■栄養価（1個70g当たり）

エネルギー(kcal)	80
(kcal/100g)	114
水　分　量　(g)	54.2
たんぱく質　(g)	5.0
脂　　質　(g)	4.2
炭水化物　(g)	5.6
P：F：C　(%)	25：47：28

■食品物性

	常温	45℃
かたさ (N/m²)	10,312	4,462
凝集性	0.26	0.32
付着性 (J/m³)	402	380
離水率　表面 (%)　　内部	1.0 2.0	― ―

同シリーズ「ぜんざい味」は，かたさが範囲外でコード3に分類されるため注意．

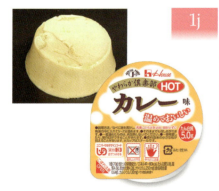

1j やわらか倶楽部 HOT カレー味
ハウス食品株式会社

■栄養価（1個70g当たり）

エネルギー(kcal)	80
(kcal/100g)	114
水　分　量　(g)	54.9
たんぱく質　(g)	5.0
脂　　質　(g)	4.8
炭水化物　(g)	4.2
P：F：C　(%)	25：54：21

■食品物性

	常温	45℃
かたさ (N/m²)	8,059	4,196
凝集性	0.26	0.31
付着性 (J/m³)	334	284
離水率　表面 (%)　　内部	0.5 6.5	― ―

同シリーズ「ぜんざい味」は，かたさが範囲外でコード3に分類されるため注意．

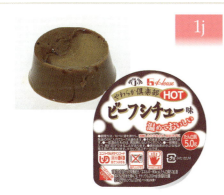

1j やわらか倶楽部 HOT ビーフシチュー味
ハウス食品株式会社

■栄養価（1個70g当たり）

エネルギー(kcal)	80
(kcal/100g)	114
水　分　量 (g)	54.7
たんぱく質 (g)	5.0
脂　　質 (g)	4.6
炭水化物 (g)	4.7
P : F : C (%)	25 : 52 : 23

■食品物性

		常温	45℃
かたさ (N/m²)		7,623	3,368
凝集性		0.28	0.33
付着性 (J/m³)		395	359
離水率 (%)	表面	0.8	—
	内部	2.1	—

同シリーズ「ぜんざい味」は，かたさが範囲外でコード3に分類されるため注意．

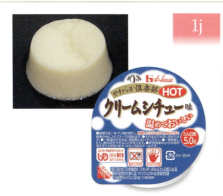

1j やわらか倶楽部 HOT クリームシチュー味
ハウス食品株式会社

■栄養価（1個70g当たり）

エネルギー(kcal)	80
(kcal/100g)	114
水　分　量 (g)	55.0
たんぱく質 (g)	5.0
脂　　質 (g)	4.8
炭水化物 (g)	4.2
P : F : C (%)	25 : 54 : 21

■食品物性

		常温	45℃
かたさ (N/m²)		7,762	5,233
凝集性		0.28	0.30
付着性 (J/m³)		257	355
離水率 (%)	表面	0.7	—
	内部	2.9	—

同シリーズ「ぜんざい味」は，かたさが範囲外でコード3に分類されるため注意．

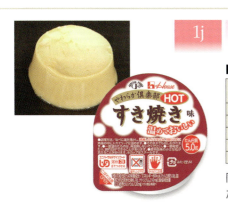

1j やわらか倶楽部 HOT すき焼き味
ハウス食品株式会社

■栄養価（1個70g当たり）

エネルギー(kcal)	80
(kcal/100g)	114
水　分　量 (g)	53.6
たんぱく質 (g)	5.0
脂　　質 (g)	3.7
炭水化物 (g)	6.7
P : F : C (%)	25 : 42 : 33

■食品物性

		常温	45℃
かたさ (N/m²)		10,031	5,247
凝集性		0.23	0.30
付着性 (J/m³)		274	341
離水率 (%)	表面	0.4	—
	内部	2.0	—

同シリーズ「ぜんざい味」は，かたさが範囲外でコード3に分類されるため注意．

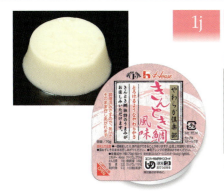

1j やわらか倶楽部 きんとき鯛風味
ハウス食品株式会社

■栄養価（1個70g当たり）

エネルギー(kcal)	46
(kcal/100g)	66
水　分　量 (g)	59.7
たんぱく質 (g)	1.9
脂　　質 (g)	2.2
炭水化物 (g)	5.1
P : F : C (%)	16 : 41 : 43

■食品物性

		常温	45℃
かたさ (N/m²)		4,706	849
凝集性		0.43	0.58
付着性 (J/m³)		125	53
離水率 (%)	表面	3.5	—
	内部	2.5	—

温めるとペースト状程度までやわらかくなるため注意が必要．

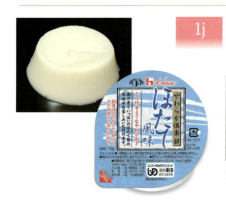

1j やわらか倶楽部 ほたて風味
ハウス食品株式会社

■栄養価（1個70g当たり）

エネルギー（kcal）	46
（kcal/100g）	66
水　分　量（g）	59.8
たんぱく質（g）	1.8
脂　　　質（g）	2.3
炭水化物（g）	4.9
P：F：C（%）	15：44：41

■食品物性

		常温	45℃
かたさ（N/m²）		3,220	764
凝集性		0.48	0.56
付着性（J/m³）		104	69
離水率 （%）	表面	3.2	—
	内部	2.3	—

温めるとペースト状程度までやわらかくなるため注意が必要.

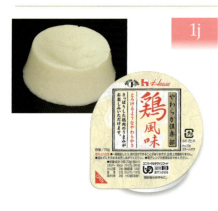

1j やわらか倶楽部 鶏風味
ハウス食品株式会社

■栄養価（1個70g当たり）

エネルギー（kcal）	46
（kcal/100g）	66
水　分　量（g）	60.7
たんぱく質（g）	2.9
脂　　　質（g）	2.7
炭水化物（g）	2.6
P：F：C（%）	25：52：22

■食品物性

		常温	45℃
かたさ（N/m²）		3,576	1,294
凝集性		0.44	0.51
付着性（J/m³）		176	73
離水率 （%）	表面	2.4	—
	内部	2.8	—

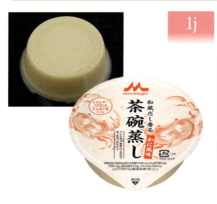

1j 和風だし香る茶碗蒸し かに風味
株式会社クリニコ

■栄養価（1個80g当たり）

エネルギー（kcal）	100
（kcal/100g）	125
水　分　量（g）	58.6
たんぱく質（g）	5.0
脂　　　質（g）	3.3
炭水化物（g）	12.6
P：F：C（%）	20：30：50

■食品物性

かたさ（N/m²）		3,539
凝集性		0.46
付着性（J/m³）		100
離水率 （%）	表面	1.8
	内部	6.7

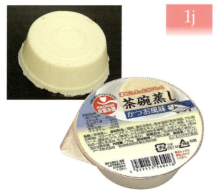

1j OKUNOS 栄養支援 茶碗蒸し かつお風味
ホリカフーズ株式会社

■栄養価（1個75g当たり）

エネルギー（kcal）	80
（kcal/100g）	107
水　分　量（g）	59.0
たんぱく質（g）	5.0
脂　　　質（g）	3.6
炭水化物（g）	6.9
P：F：C（%）	25：41：35

■食品物性

		常温	45℃
かたさ（N/m²）		8,297	4,440
凝集性		0.45	0.48
付着性（J/m³）		361	318
離水率 （%）	表面	0.4	—
	内部	7.6	—

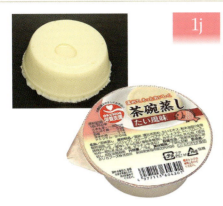

1j OKUNOS 栄養支援 茶碗蒸し たい風味
ホリカフーズ株式会社

■栄養価（1個75g当たり）

エネルギー(kcal)	80
(kcal/100g)	107
水　分　量 (g)	58.5
たんぱく質 (g)	5.3
脂　　質 (g)	3.5
炭水化物 (g)	7.1
P：F：C (%)	26：39：35

■食品物性

		常温	45℃
かたさ (N/m²)		5,623	3,390
凝集性		0.48	0.51
付着性 (J/m³)		281	290
離水率 (%)	表面	1.2	—
	内部	11.5	—

同シリーズの中では内部離水がやや多いため注意が必要．

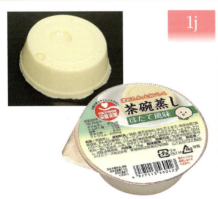

1j OKUNOS 栄養支援 茶碗蒸し ほたて風味
ホリカフーズ株式会社

■栄養価（1個75g当たり）

エネルギー(kcal)	80
(kcal/100g)	107
水　分　量 (g)	59.0
たんぱく質 (g)	5.0
脂　　質 (g)	3.6
炭水化物 (g)	6.9
P：F：C (%)	25：41：35

■食品物性

		常温	45℃
かたさ (N/m²)		8,907	4,069
凝集性		0.45	0.50
付着性 (J/m³)		278	279
離水率 (%)	表面	0.5	—
	内部	10.1	—

同シリーズの中では内部離水がやや多いため注意が必要．

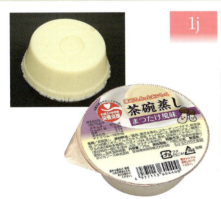

1j OKUNOS 栄養支援 茶碗蒸し まつたけ風味
ホリカフーズ株式会社

■栄養価（1個75g当たり）

エネルギー(kcal)	80
(kcal/100g)	107
水　分　量 (g)	58.6
たんぱく質 (g)	5.2
脂　　質 (g)	3.4
炭水化物 (g)	7.1
P：F：C (%)	26：38：36

■食品物性

		常温	45℃
かたさ (N/m²)		11,634	6,907
凝集性		0.44	0.44
付着性 (J/m³)		240	201
離水率 (%)	表面	1.0	—
	内部	6.5	—

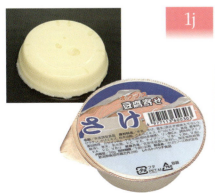

1j オクノス 豆腐寄せ さけ
ホリカフーズ株式会社

■栄養価（1個50g当たり）

エネルギー(kcal)	32
(kcal/100g)	64
水　分　量 (g)	42.6
たんぱく質 (g)	3.7
脂　　質 (g)	1.2
炭水化物 (g)	1.7
P：F：C (%)	46：33：21

■食品物性

		常温	45℃
かたさ (N/m²)		5,869	1,889
凝集性		0.37	0.45
付着性 (J/m³)		172	80
離水率 (%)	表面	2.0	—
	内部	5.7	—

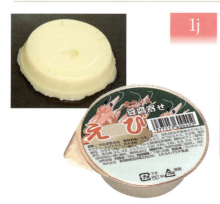

1j オクノス 豆腐寄せ えび
ホリカフーズ株式会社

■栄養価（1個50g当たり）

エネルギー(kcal)	31
（kcal/100g）	62
水　分　量 (g)	42.8
たんぱく質 (g)	3.6
脂　　質 (g)	1.0
炭水化物 (g)	1.8
P : F : C (%)	47 : 29 : 24

■食品物性

	常温	45℃
かたさ (N/m²)	2,815	1,422
凝集性	0.41	0.47
付着性 (J/m³)	125	60
離水率　表面	2.3	—
(%)　　内部	6.0	—

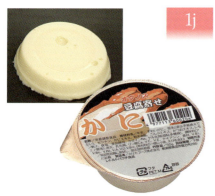

1j オクノス 豆腐寄せ かに
ホリカフーズ株式会社

■栄養価（1個50g当たり）

エネルギー(kcal)	33
（kcal/100g）	66
水　分　量 (g)	42.4
たんぱく質 (g)	4.1
脂　　質 (g)	1.1
炭水化物 (g)	1.7
P : F : C (%)	50 : 30 : 21

■食品物性

	常温	45℃
かたさ (N/m²)	4,245	1,920
凝集性	0.41	0.45
付着性 (J/m³)	208	87
離水率　表面	1.6	—
(%)　　内部	6.4	—

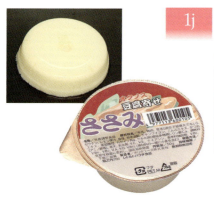

1j オクノス 豆腐寄せ ささみ
ホリカフーズ株式会社

■栄養価（1個50g当たり）

エネルギー(kcal)	33
（kcal/100g）	66
水　分　量 (g)	42.3
たんぱく質 (g)	3.8
脂　　質 (g)	1.1
炭水化物 (g)	1.9
P : F : C (%)	46 : 30 : 23

■食品物性

	常温	45℃
かたさ (N/m²)	4,615	1,942
凝集性	0.34	0.44
付着性 (J/m³)	168	100
離水率　表面	2.6	—
(%)　　内部	7.8	—

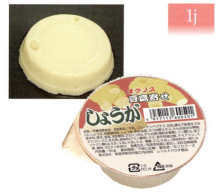

1j オクノス 豆腐寄せ しょうが
ホリカフーズ株式会社

■栄養価（1個50g当たり）

エネルギー(kcal)	37
（kcal/100g）	74
水　分　量 (g)	41.5
たんぱく質 (g)	4.2
脂　　質 (g)	1.2
炭水化物 (g)	2.3
P : F : C (%)	46 : 29 : 25

■食品物性

	常温	45℃
かたさ (N/m²)	4,152	1,740
凝集性	0.37	0.48
付着性 (J/m³)	144	117
離水率　表面	0.9	—
(%)　　内部	4.6	—

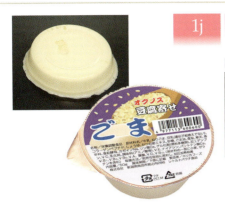

1j オクノス 豆腐寄せ ごま
ホリカフーズ株式会社

■栄養価（1個50g当たり）

エネルギー(kcal)	53
(kcal/100g)	106
水 分 量 (g)	39.7
たんぱく質 (g)	4.2
脂 質 (g)	3.0
炭水化物 (g)	2.2
P：F：C (%)	32：51：17

■食品物性

	常温	45℃
かたさ (N/m²)	5,921	2,037
凝集性	0.38	0.49
付着性 (J/m³)	237	119
離水率 表面	2.4	—
(%) 内部	8.4	—

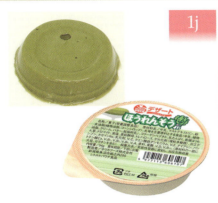

1j OKUNOS 栄養支援デザート ほうれんそう
ホリカフーズ株式会社

■栄養価（1個54g当たり）

エネルギー(kcal)	80
(kcal/100g)	148
水 分 量 (g)	36.8
たんぱく質 (g)	3.0
脂 質 (g)	2.9
炭水化物 (g)	10.7
P：F：C (%)	15：32：53

■食品物性

	常温	45℃
かたさ (N/m²)	2,757	923
凝集性	0.44	0.52
付着性 (J/m³)	96	45
離水率 表面	0.5	—
(%) 内部	4.1	—

温めるとペースト状程度までやわらかくなるため注意が必要．

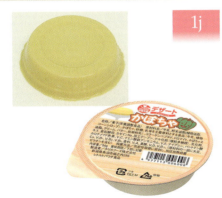

1j OKUNOS 栄養支援デザート かぼちゃ
ホリカフーズ株式会社

■栄養価（1個54g当たり）

エネルギー(kcal)	80
(kcal/100g)	148
水 分 量 (g)	39.0
たんぱく質 (g)	3.0
脂 質 (g)	4.5
炭水化物 (g)	7.0
P：F：C (%)	15：50：35

■食品物性

	常温	45℃
かたさ (N/m²)	3,507	891
凝集性	0.47	0.55
付着性 (J/m³)	216	74
離水率 表面	0.6	—
(%) 内部	3.6	—

温めるとペースト状程度までやわらかくなるため注意が必要．

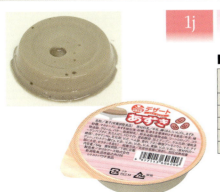

1j OKUNOS 栄養支援デザート あずき
ホリカフーズ株式会社

■栄養価（1個54g当たり）

エネルギー(kcal)	80
(kcal/100g)	148
水 分 量 (g)	37.9
たんぱく質 (g)	3.0
脂 質 (g)	3.7
炭水化物 (g)	8.9
P：F：C (%)	15：41：44

■食品物性

かたさ (N/m²)	2,580
凝集性	0.47
付着性 (J/m³)	166
離水率 表面	1.2
(%) 内部	8.1

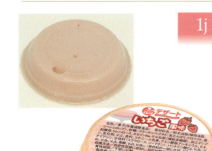

1j OKUNOS 栄養支援デザート いちご風味
ホリカフーズ株式会社

■栄養価（1個54g当たり）

エネルギー（kcal）	80
（kcal/100g）	148
水　分　量（g）	37.3
たんぱく質（g）	3.0
脂　　　質（g）	3.2
炭水化物（g）	10.0
P：F：C（％）	15：36：50

■食品物性

かたさ（N/m²）		2,721
凝集性		0.40
付着性（J/m³）		82
離水率 (％)	表面	0.6
	内部	3.2

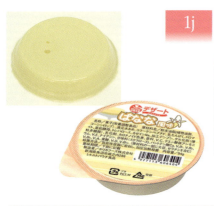

1j OKUNOS 栄養支援デザート ばなな風味
ホリカフーズ株式会社

■栄養価（1個54g当たり）

エネルギー（kcal）	80
（kcal/100g）	148
水　分　量（g）	37.9
たんぱく質（g）	3.0
脂　　　質（g）	3.6
炭水化物（g）	9.1
P：F：C（％）	15：40：45

■食品物性

かたさ（N/m²）		2,612
凝集性		0.36
付着性（J/m³）		63
離水率 (％)	表面	0.8
	内部	5.5

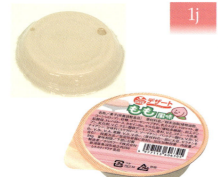

1j OKUNOS 栄養支援デザート もも風味
ホリカフーズ株式会社

■栄養価（1個54g当たり）

エネルギー（kcal）	80
（kcal/100g）	148
水　分　量（g）	37.7
たんぱく質（g）	3.0
脂　　　質（g）	3.5
炭水化物（g）	9.3
P：F：C（％）	15：39：46

■食品物性

かたさ（N/m²）		2,383
凝集性		0.38
付着性（J/m³）		50
離水率 (％)	表面	0.5
	内部	4.8

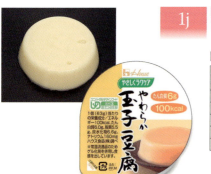

1j やさしくラクケア やわらか玉子豆腐
ハウス食品株式会社

■栄養価（1個63g当たり）

エネルギー（kcal）	100
（kcal/100g）	159
水　分　量（g）	44.5
たんぱく質（g）	6.0
脂　　　質（g）	5.5
炭水化物（g）	6.6
P：F：C（％）	24：50：26

■食品物性

かたさ（N/m²）		4,393
凝集性		0.32
付着性（J/m³）		37
離水率 (％)	表面	1.8
	内部	2.8

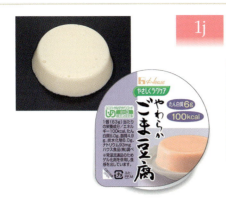

1j やさしくラクケア やわらかごま豆腐
ハウス食品株式会社

■栄養価（1個63g当たり）

エネルギー（kcal）	100
（kcal/100g）	159
水　分　量（g）	43.6
たんぱく質（g）	6.0
脂　　　質（g）	4.9
炭水化物（g）	8.0
P：F：C（%）	24：44：32

■食品物性

かたさ（N/m²）		5,602
凝集性		0.27
付着性（J/m³）		61
離水率（%）	表面	6.0
	内部	2.5

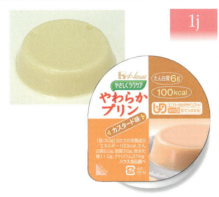

1j やさしくラクケア やわらかプリン カスタード味
ハウス食品株式会社

■栄養価（1個63g当たり）

エネルギー（kcal）	100
（kcal/100g）	159
水　分　量（g）	42.2
たんぱく質（g）	6.0
脂　　　質（g）	3.6
炭水化物（g）	11.0
P：F：C（%）	24：32：44

■食品物性

かたさ（N/m²）		3,305
凝集性		0.31
付着性（J/m³）		29
離水率（%）	表面	5.0
	内部	2.4

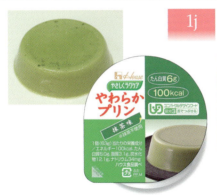

1j やさしくラクケア やわらかプリン 抹茶味
ハウス食品株式会社

■栄養価（1個63g当たり）

エネルギー（kcal）	100
（kcal/100g）	159
水　分　量（g）	41.6
たんぱく質（g）	6.0
脂　　　質（g）	3.1
炭水化物（g）	12.1
P：F：C（%）	24：28：48

■食品物性

かたさ（N/m²）		4,324
凝集性		0.30
付着性（J/m³）		41
離水率（%）	表面	5.4
	内部	2.2

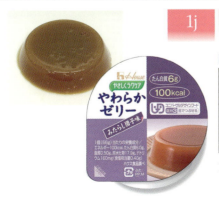

1j やさしくラクケア やわらかゼリー みたらし団子味
ハウス食品株式会社

■栄養価（1個66g当たり）

エネルギー（kcal）	100
（kcal/100g）	152
水　分　量（g）	41.1
たんぱく質（g）	6.0
脂　　　質（g）	0.5
炭水化物（g）	17.9
P：F：C（%）	24：4：72

■食品物性

かたさ（N/m²）		7,284
凝集性		0.19
付着性（J/m³）		42
離水率（%）	表面	4.3
	内部	1.8

凝集性がL2の範囲の10％以内であるため．

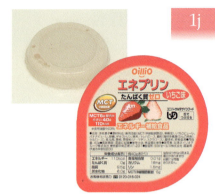

1j エネプリン いちご味
日清オイリオグループ株式会社

■栄養価（1個40g当たり）

エネルギー（kcal）	110
（kcal/100g）	275
水　分　量（g）	25.0
たんぱく質（g）	0.0
脂　　　質（g）	9.5
炭水化物（g）	6.0
P：F：C（%）	0：78：22

■食品物性

かたさ（N/m^2）		4,451
凝集性		0.44
付着性（J/m^3）		226
離水率 (%)	表面	1.2
	内部	2.1

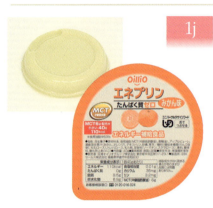

1j エネプリン みかん味
日清オイリオグループ株式会社

■栄養価（1個40g当たり）

エネルギー（kcal）	110
（kcal/100g）	275
水　分　量（g）	23.0
たんぱく質（g）	0.0
脂　　　質（g）	9.5
炭水化物（g）	6.9
P：F：C（%）	0：76：24

■食品物性

かたさ（N/m^2）		4,907
凝集性		0.40
付着性（J/m^3）		220
離水率 (%)	表面	1.8
	内部	2.5

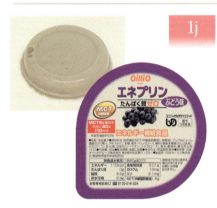

1j エネプリン ぶどう味
日清オイリオグループ株式会社

■栄養価（1個40g当たり）

エネルギー（kcal）	110
（kcal/100g）	275
水　分　量（g）	24.0
たんぱく質（g）	0.0
脂　　　質（g）	9.5
炭水化物（g）	6.9
P：F：C（%）	0：76：24

■食品物性

かたさ（N/m^2）		7,841
凝集性		0.35
付着性（J/m^3）		323
離水率 (%)	表面	1.7
	内部	2.4

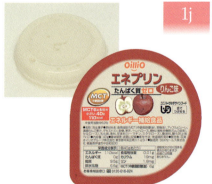

1j エネプリン りんご味
日清オイリオグループ株式会社

■栄養価（1個40g当たり）

エネルギー（kcal）	110
（kcal/100g）	275
水　分　量（g）	24.0
たんぱく質（g）	0.0
脂　　　質（g）	9.5
炭水化物（g）	6.6
P：F：C（%）	0：76：24

■食品物性

かたさ（N/m^2）		4,647
凝集性		0.41
付着性（J/m^3）		241
離水率 (%)	表面	1.9
	内部	2.3

1j エネプリン マンゴー味
日清オイリオグループ株式会社

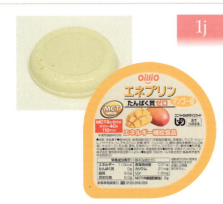

■栄養価（1個40g当たり）

エネルギー（kcal）	110
（kcal/100g）	275
水分量（g）	25.0
たんぱく質（g）	0.0
脂質（g）	9.5
炭水化物（g）	6.0
P：F：C（%）	0：78：22

■食品物性

かたさ（N/m²）		5,767
凝集性		0.39
付着性（J/m³）		222
離水率（%）	表面	1.8
	内部	2.2

1j エネプリン パイン味
日清オイリオグループ株式会社

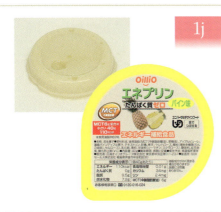

■栄養価（1個40g当たり）

エネルギー（kcal）	110
（kcal/100g）	275
水分量（g）	23.0
たんぱく質（g）	0.0
脂質（g）	9.5
炭水化物（g）	7.2
P：F：C（%）	0：75：25

■食品物性

かたさ（N/m²）		4,170
凝集性		0.40
付着性（J/m³）		194
離水率（%）	表面	1.6
	内部	2.4

1j エネプリン かぼちゃ味
日清オイリオグループ株式会社

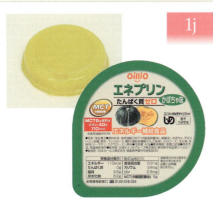

■栄養価（1個40g当たり）

エネルギー（kcal）	110
（kcal/100g）	275
水分量（g）	25.0
たんぱく質（g）	0.0
脂質（g）	9.5
炭水化物（g）	6.0
P：F：C（%）	0：78：22

■食品物性

かたさ（N/m²）		9,899
凝集性		0.35
付着性（J/m³）		317
離水率（%）	表面	1.7
	内部	4.4

1j はい！ババロア ストロベリー味
ニュートリー株式会社

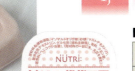
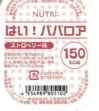

■栄養価（1個76g当たり）

エネルギー（kcal）	150
（kcal/100g）	197
水分量（g）	44.0
たんぱく質（g）	0.1
脂質（g）	8.2
炭水化物（g）	21.4
P：F：C（%）	0：46：54

■食品物性

かたさ（N/m²）		9,708
凝集性		0.34
付着性（J/m³）		234
離水率（%）	表面	0.5
	内部	4.5

1j はい！ババロア チョコレート
ニュートリー株式会社

■栄養価（1個77g当たり）

エネルギー (kcal)	150
（kcal/100g）	195
水　分　量 (g)	43.0
たんぱく質 (g)	0.4
脂　　　質 (g)	7.3
炭水化物 (g)	21.9
P：F：C (%)	1：42：57

■食品物性

かたさ (N/m²)		7,554
凝集性		0.34
付着性 (J/m³)		121
離水率 (%)	表面	6.5
	内部	3.5

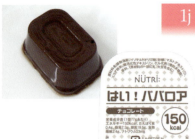

1j おいしくサポート エネルギーゼリー りんご味
ハウス食品株式会社

■栄養価（1個98g当たり）

エネルギー (kcal)	160
（kcal/100g）	163
水　分　量 (g)	56.2
たんぱく質 (g)	0.0
脂　　　質 (g)	0.0
炭水化物 (g)	41.7
P：F：C (%)	0：0：100

■食品物性

かたさ (N/m²)		5,332
凝集性		0.21
付着性 (J/m³)		44
離水率 (%)	表面	1.3
	内部	3.2

1j おいしくサポート エネルギーゼリー もも味
ハウス食品株式会社

■栄養価（1個98g当たり）

エネルギー (kcal)	160
（kcal/100g）	163
水　分　量 (g)	56.2
たんぱく質 (g)	0.0
脂　　　質 (g)	0.0
炭水化物 (g)	41.7
P：F：C (%)	0：0：100

■食品物性

かたさ (N/m²)		3,846
凝集性		0.24
付着性 (J/m³)		43
離水率 (%)	表面	0.4
	内部	4.3

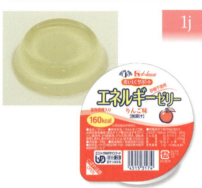

1j おいしくサポート エネルギーゼリー 巨峰味
ハウス食品株式会社

■栄養価（1個98g当たり）

エネルギー (kcal)	160
（kcal/100g）	163
水　分　量 (g)	56.2
たんぱく質 (g)	0.0
脂　　　質 (g)	0.0
炭水化物 (g)	41.7
P：F：C (%)	0：0：100

■食品物性

かたさ (N/m²)		4,329
凝集性		0.25
付着性 (J/m³)		47
離水率 (%)	表面	1.0
	内部	3.8

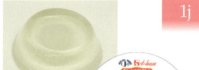

1j おいしくサポート エネルギーゼリー 梨味
ハウス食品株式会社

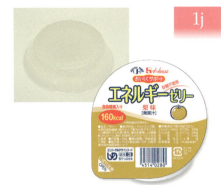

■栄養価（1個98g当たり）

エネルギー（kcal）	160
（kcal/100g）	163
水　分　量（g）	56.2
たんぱく質（g）	0.0
脂　　質（g）	0.0
炭水化物（g）	41.7
P : F : C（%）	0：0：100

■食品物性

かたさ（N/m²）		4,096
凝集性		0.23
付着性（J/m³）		40
離水率（%）	表面	0.2
	内部	2.8

1j おいしくサポート エネルギーゼリー ゆず味
ハウス食品株式会社

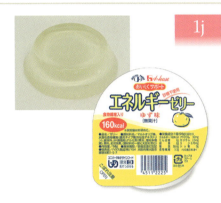

■栄養価（1個98g当たり）

エネルギー（kcal）	160
（kcal/100g）	163
水　分　量（g）	56.2
たんぱく質（g）	0.0
脂　　質（g）	0.0
炭水化物（g）	41.7
P : F : C（%）	0：0：100

■食品物性

かたさ（N/m²）		5,358
凝集性		0.22
付着性（J/m³）		42
離水率（%）	表面	1.4
	内部	3.3

1j おいしくサポート エネルギーゼリー 梅味
ハウス食品株式会社

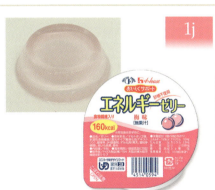

■栄養価（1個98g当たり）

エネルギー（kcal）	160
（kcal/100g）	163
水　分　量（g）	56.2
たんぱく質（g）	0.0
脂　　質（g）	0.0
炭水化物（g）	41.7
P : F : C（%）	0：0：100

■食品物性

かたさ（N/m²）		5,751
凝集性		0.20
付着性（J/m³）		47
離水率（%）	表面	1.8
	内部	2.9

1j おいしくサポート エネルギーゼリー ミックスベリー味
ハウス食品株式会社

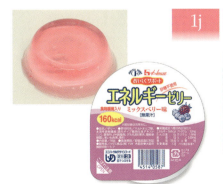

■栄養価（1個98g当たり）

エネルギー（kcal）	160
（kcal/100g）	163
水　分　量（g）	56.2
たんぱく質（g）	0.0
脂　　質（g）	0.0
炭水化物（g）	41.7
P : F : C（%）	0：0：100

■食品物性

かたさ（N/m²）		4,985
凝集性		0.23
付着性（J/m³）		43
離水率（%）	表面	0.4
	内部	2.8

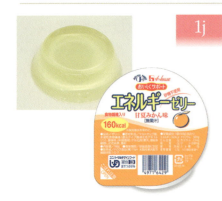

1j おいしくサポート エネルギーゼリー 甘夏みかん味
ハウス食品株式会社

■栄養価（1個98g当たり）

エネルギー (kcal)	160
（kcal/100g）	163
水　分　量 (g)	56.2
たんぱく質 (g)	0.0
脂　　　質 (g)	0.0
炭水化物 (g)	41.7
P：F：C (%)	0：0：100

■食品物性

かたさ (N/m²)		4,271
凝集性		0.24
付着性 (J/m³)		40
離水率 (%)	表面	2.4
	内部	3.5

1j おいしくサポート エネルギーゼリー はちみつレモン味
ハウス食品株式会社

■栄養価（1個98g当たり）

エネルギー (kcal)	160
（kcal/100g）	163
水　分　量 (g)	56.2
たんぱく質 (g)	0.0
脂　　　質 (g)	0.0
炭水化物 (g)	41.7
P：F：C (%)	0：0：100

■食品物性

かたさ (N/m²)		5,141
凝集性		0.19
付着性 (J/m³)		49
離水率 (%)	表面	1.1
	内部	3.4

凝集性がL2の範囲の10%以内であり，
同シリーズがL2に属するため．

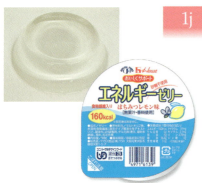

1j おいしくサポート エネルギーゼリー ラムネ味
ハウス食品株式会社

■栄養価（1個98g当たり）

エネルギー (kcal)	160
（kcal/100g）	163
水　分　量 (g)	56.1
たんぱく質 (g)	0.0
脂　　　質 (g)	0.0
炭水化物 (g)	41.7
P：F：C (%)	0：0：100

■食品物性

かたさ (N/m²)		5,751
凝集性		0.19
付着性 (J/m³)		52
離水率 (%)	表面	0.2
	内部	2.7

凝集性がL2の範囲の10%以内であり，
同シリーズがL2に属するため．

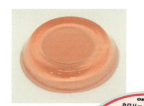

1j OKUNOS カロリー＆カルシウム いちご味
ホリカフーズ株式会社

■栄養価（1個80g当たり）

エネルギー (kcal)	160
（kcal/100g）	200
水　分　量 (g)	39.8
たんぱく質 (g)	0.0
脂　　　質 (g)	0.0
炭水化物 (g)	40.0
P：F：C (%)	0：0：100

■食品物性

かたさ (N/m²)		3,793
凝集性		0.25
付着性 (J/m³)		30
離水率 (%)	表面	2.2
	内部	2.8

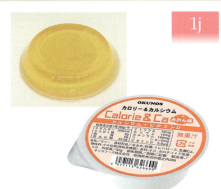

1j　OKUNOS カロリー&カルシウム みかん味
ホリカフーズ株式会社

■栄養価（1個80g当たり）

エネルギー(kcal)	160
(kcal/100g)	200
水　分　量 (g)	39.8
たんぱく質 (g)	0.0
脂　　　質 (g)	0.0
炭水化物 (g)	40.0
P：F：C (%)	0：0：100

■食品物性

かたさ (N/m²)		3,470
凝集性		0.25
付着性 (J/m³)		29
離水率 (%)	表面	7.6
	内部	2.1

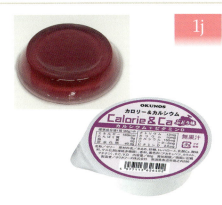

1j　OKUNOS カロリー&カルシウム ぶどう味
ホリカフーズ株式会社

■栄養価（1個80g当たり）

エネルギー(kcal)	160
(kcal/100g)	200
水　分　量 (g)	39.8
たんぱく質 (g)	0.0
脂　　　質 (g)	0.0
炭水化物 (g)	40.0
P：F：C (%)	0：0：100

■食品物性

かたさ (N/m²)		3,565
凝集性		0.24
付着性 (J/m³)		27
離水率 (%)	表面	6.9
	内部	2.6

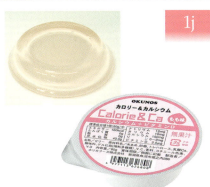

1j　OKUNOS カロリー&カルシウム もも味
ホリカフーズ株式会社

■栄養価（1個80g当たり）

エネルギー(kcal)	160
(kcal/100g)	200
水　分　量 (g)	39.8
たんぱく質 (g)	0.0
脂　　　質 (g)	0.0
炭水化物 (g)	40.0
P：F：C (%)	0：0：100

■食品物性

かたさ (N/m²)		3,629
凝集性		0.25
付着性 (J/m³)		34
離水率 (%)	表面	3.0
	内部	2.4

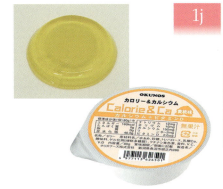

1j　OKUNOS カロリー&カルシウム 黄桃味
ホリカフーズ株式会社

■栄養価（1個80g当たり）

エネルギー(kcal)	160
(kcal/100g)	200
水　分　量 (g)	39.8
たんぱく質 (g)	0.0
脂　　　質 (g)	0.0
炭水化物 (g)	40.0
P：F：C (%)	0：0：100

■食品物性

かたさ (N/m²)		4,138
凝集性		0.24
付着性 (J/m³)		27
離水率 (%)	表面	10.5
	内部	2.6

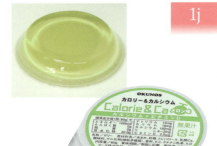

1j OKUNOS カロリー&カルシウム メロン味
ホリカフーズ株式会社

■栄養価（1個80ｇ当たり）

エネルギー (kcal)	160
(kcal/100g)	200
水　分　量 (g)	39.8
たんぱく質 (g)	0.0
脂　　　質 (g)	0.0
炭水化物 (g)	40.0
P : F : C (%)	0：0：100

■食品物性

かたさ (N/m^2)		3,602
凝集性		0.24
付着性 (J/m^3)		27
離水率 (%)	表面	7.8
	内部	3.0

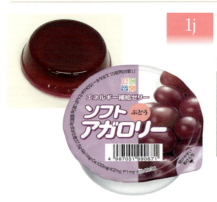

1j ソフトアガロリー ぶどう
キッセイ薬品工業株式会社

■栄養価（1個83ｇ当たり）

エネルギー (kcal)	150
(kcal/100g)	181
水　分　量 (g)	46.3
たんぱく質 (g)	0.0
脂　　　質 (g)	0.0
炭水化物 (g)	37.5
P : F : C (%)	0：0：100

■食品物性

かたさ (N/m^2)		3,952
凝集性		0.25
付着性 (J/m^3)		36
離水率 (%)	表面	0.2
	内部	2.2

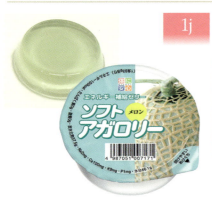

1j ソフトアガロリー メロン
キッセイ薬品工業株式会社

■栄養価（1個83ｇ当たり）

エネルギー (kcal)	150
(kcal/100g)	181
水　分　量 (g)	46.1
たんぱく質 (g)	0.0
脂　　　質 (g)	0.0
炭水化物 (g)	37.5
P : F : C (%)	0：0：100

■食品物性

かたさ (N/m^2)		3,761
凝集性		0.26
付着性 (J/m^3)		39
離水率 (%)	表面	0.6
	内部	4.3

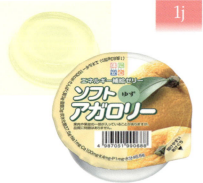

1j ソフトアガロリー ゆず
キッセイ薬品工業株式会社

■栄養価（1個83ｇ当たり）

エネルギー (kcal)	150
(kcal/100g)	181
水　分　量 (g)	46.6
たんぱく質 (g)	0.0
脂　　　質 (g)	0.0
炭水化物 (g)	37.5
P : F : C (%)	0：0：100

■食品物性

かたさ (N/m^2)		3,533
凝集性		0.29
付着性 (J/m^3)		43
離水率 (%)	表面	0.5
	内部	5.4

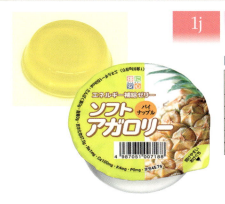

1j ソフトアガロリー パイナップル
キッセイ薬品工業株式会社

■栄養価（1個83g当たり）

エネルギー（kcal）	150
（kcal/100g）	181
水　分　量（g）	45.7
たんぱく質（g）	0.0
脂　　質（g）	0.0
炭水化物（g）	37.5
P：F：C（％）	0：0：100

■食品物性

かたさ（N/m²）		3,581
凝集性		0.31
付着性（J/m³）		31
離水率	表面	0.5
（％）	内部	4.0

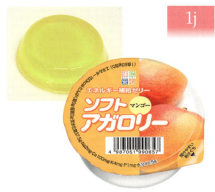

1j ソフトアガロリー マンゴー
キッセイ薬品工業株式会社

■栄養価（1個83g当たり）

エネルギー（kcal）	150
（kcal/100g）	181
水　分　量（g）	46.5
たんぱく質（g）	0.0
脂　　質（g）	0.0
炭水化物（g）	37.5
P：F：C（％）	0：0：100

■食品物性

かたさ（N/m²）		3,517
凝集性		0.30
付着性（J/m³）		37
離水率	表面	0.7
（％）	内部	4.5

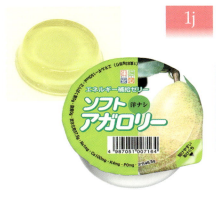

1j ソフトアガロリー 洋ナシ
キッセイ薬品工業株式会社

■栄養価（1個83g当たり）

エネルギー（kcal）	150
（kcal/100g）	181
水　分　量（g）	46.3
たんぱく質（g）	0.0
脂　　質（g）	0.0
炭水化物（g）	37.5
P：F：C（％）	0：0：100

■食品物性

かたさ（N/m²）		4,287
凝集性		0.26
付着性（J/m³）		38
離水率	表面	0.7
（％）	内部	4.6

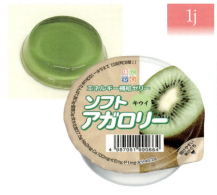

1j ソフトアガロリー キウイ
キッセイ薬品工業株式会社

■栄養価（1個83g当たり）

エネルギー（kcal）	150
（kcal/100g）	181
水　分　量（g）	46.2
たんぱく質（g）	0.0
脂　　質（g）	0.0
炭水化物（g）	37.5
P：F：C（％）	0：0：100

■食品物性

かたさ（N/m²）		3,432
凝集性		0.30
付着性（J/m³）		41
離水率	表面	0.4
（％）	内部	3.2

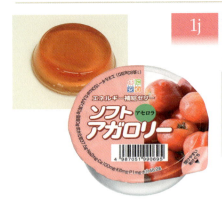

1j ソフトアガロリー アセロラ

キッセイ薬品工業株式会社

■栄養価（1個83g当たり）

エネルギー（kcal）	150
（kcal/100g）	181
水 分 量（g）	46.2
たんぱく質（g）	0.0
脂 質（g）	0.0
炭水化物（g）	37.5
P：F：C（%）	0：0：100

■食品物性

かたさ（N/m²）		3,809
凝集性		0.27
付着性（J/m³）		41
離水率 (%)	表面	0.2
	内部	3.8

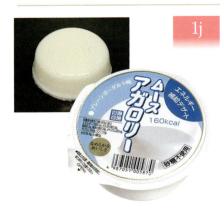

1j ムースアガロリー プレーンヨーグルト味

キッセイ薬品工業株式会社

■栄養価（1個67g当たり）

エネルギー（kcal）	160
（kcal/100g）	239
水 分 量（g）	36.4
たんぱく質（g）	0.2
脂 質（g）	8.0
炭水化物（g）	21.8
P：F：C（%）	1：45：55

■食品物性

かたさ（N/m²）		4,165
凝集性		0.29
付着性（J/m³）		166
離水率 (%)	表面	1.6
	内部	3.3

1j ムースアガロリー いちごミルク味

キッセイ薬品工業株式会社

■栄養価（1個67g当たり）

エネルギー（kcal）	160
（kcal/100g）	239
水 分 量（g）	35.8
たんぱく質（g）	0.2
脂 質（g）	8.0
炭水化物（g）	21.8
P：F：C（%）	1：45：55

■食品物性

かたさ（N/m²）		3,353
凝集性		0.29
付着性（J/m³）		151
離水率 (%)	表面	1.4
	内部	3.8

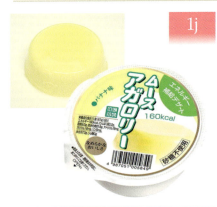

1j ムースアガロリー バナナ味

キッセイ薬品工業株式会社

■栄養価（1個67g当たり）

エネルギー（kcal）	160
（kcal/100g）	239
水 分 量（g）	37.3
たんぱく質（g）	0.2
脂 質（g）	8.0
炭水化物（g）	21.8
P：F：C（%）	1：45：55

■食品物性

かたさ（N/m²）		4,387
凝集性		0.28
付着性（J/m³）		169
離水率 (%)	表面	1.6
	内部	3.0

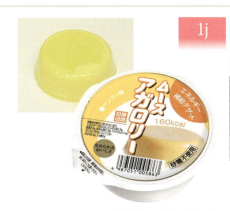

1j　ムースアガロリー　マンゴー味
キッセイ薬品工業株式会社

■栄養価（1個67g当たり）

エネルギー（kcal）	160
（kcal/100g）	239
水　分　量（g）	36.4
たんぱく質（g）	0.2
脂　　質（g）	8.0
炭水化物（g）	21.8
P：F：C（％）	1：45：55

■食品物性

かたさ（N/m²）		4,446
凝集性		0.29
付着性（J/m³）		162
離水率	表面	1.5
（％）	内部	3.1

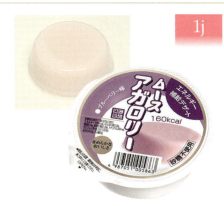

1j　ムースアガロリー　ブルーベリー味
キッセイ薬品工業株式会社

■栄養価（1個67g当たり）

エネルギー（kcal）	160
（kcal/100g）	239
水　分　量（g）	34.6
たんぱく質（g）	0.2
脂　　質（g）	8.0
炭水化物（g）	21.8
P：F：C（％）	1：45：55

■食品物性

かたさ（N/m²）		3,867
凝集性		0.28
付着性（J/m³）		184
離水率	表面	1.4
（％）	内部	2.9

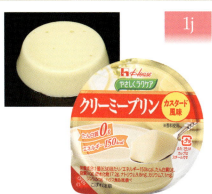

1j　やさしくラクケア　クリーミープリン　カスタード風味
ハウス食品株式会社

■栄養価（1個63g当たり）

エネルギー（kcal）	150
（kcal/100g）	238
水　分　量（g）	36.4
たんぱく質（g）	0.0
脂　　質（g）	9.0
炭水化物（g）	17.2
P：F：C（％）	0：54：46

■食品物性

かたさ（N/m²）		3,035
凝集性		0.36
付着性（J/m³）		93
離水率	表面	3.8
（％）	内部	2.7

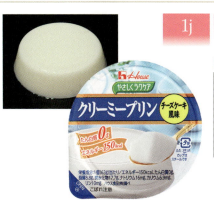

1j　やさしくラクケア　クリーミープリン　チーズケーキ風味
ハウス食品株式会社

■栄養価（1個63g当たり）

エネルギー（kcal）	150
（kcal/100g）	238
水　分　量（g）	36.1
たんぱく質（g）	0.0
脂　　質（g）	8.8
炭水化物（g）	17.7
P：F：C（％）	0：53：47

■食品物性

かたさ（N/m²）		2,918
凝集性		0.41
付着性（J/m³）		126
離水率	表面	1.2
（％）	内部	2.3

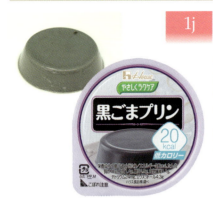

1j やさしくラクケア 20 kcal 黒ごまプリン
ハウス食品株式会社

■栄養価（1個60g当たり）

エネルギー (kcal)	20
（kcal/100g）	33
水　分　量 (g)	51.7
たんぱく質 (g)	0.7
脂　　　質 (g)	1.4
炭 水 化 物 (g)	6.0
P : F : C (%)	7 : 32 : 61

■食品物性

かたさ (N/m²)		3,894
凝集性		0.30
付着性 (J/m³)		43
離水率 (%)	表面	22.1
	内部	3.2

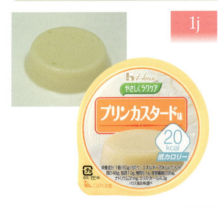

1j やさしくラクケア 20 kcal プリンカスタード味
ハウス食品株式会社

■栄養価（1個60g当たり）

エネルギー (kcal)	20
（kcal/100g）	33
水　分　量 (g)	51.4
たんぱく質 (g)	0.5
脂　　　質 (g)	1.0
炭 水 化 物 (g)	7.1
P : F : C (%)	5 : 23 : 72

■食品物性

かたさ (N/m²)		4,265
凝集性		0.28
付着性 (J/m³)		41
離水率 (%)	表面	4.4
	内部	2.7

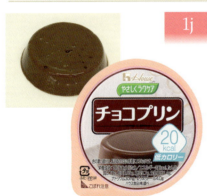

1j やさしくラクケア 20 kcal チョコプリン
ハウス食品株式会社

■栄養価（1個60g当たり）

エネルギー (kcal)	20
（kcal/100g）	33
水　分　量 (g)	51.1
たんぱく質 (g)	0.7
脂　　　質 (g)	0.9
炭 水 化 物 (g)	7.1
P : F : C (%)	7 : 20 : 73

■食品物性

かたさ (N/m²)		4,589
凝集性		0.32
付着性 (J/m³)		39
離水率 (%)	表面	4.2
	内部	3.8

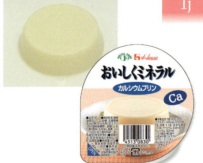

1j おいしくミネラル カルシウムプリン
ハウス食品株式会社

■栄養価（1個60g当たり）

エネルギー (kcal)	84
（kcal/100g）	140
水　分　量 (g)	41.8
たんぱく質 (g)	0.0
脂　　　質 (g)	3.5
炭 水 化 物 (g)	14.0
P : F : C (%)	0 : 36 : 64

■食品物性

かたさ (N/m²)		6,828
凝集性		0.32
付着性 (J/m³)		77
離水率 (%)	表面	5.3
	内部	2.1

1j おいしくミネラル ヘム鉄プリン ココア風味
ハウス食品株式会社

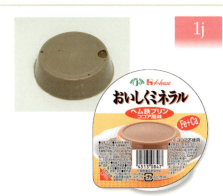

■栄養価（1個60g当たり）

エネルギー（kcal）	84
（kcal/100g）	140
水　分　量（g）	42.8
たんぱく質（g）	0.3
脂　　質（g）	4.6
炭水化物（g）	11.5
P：F：C（％）	1：47：52

■食品物性

かたさ（N/m²）		5,921
凝集性		0.31
付着性（J/m³）		84
離水率	表面	1.2
（％）	内部	1.6

1j おいしくせんい マンゴープリン
ハウス食品株式会社

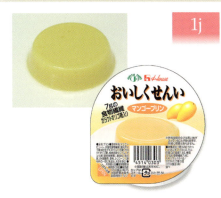

■栄養価（1個63g当たり）

エネルギー（kcal）	73
（kcal/100g）	116
水　分　量（g）	42.1
たんぱく質（g）	0.0
脂　　質（g）	1.8
炭水化物（g）	19.0
P：F：C（％）	0：18：82

■食品物性

かたさ（N/m²）		4,340
凝集性		0.27
付着性（J/m³）		29
離水率	表面	8.9
（％）	内部	4.9

1j おいしくせんい 黒豆ココアプリン
ハウス食品株式会社

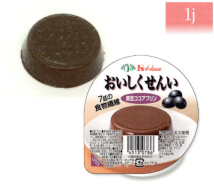

■栄養価（1個63g当たり）

エネルギー（kcal）	84
（kcal/100g）	133
水　分　量（g）	41.1
たんぱく質（g）	0.5
脂　　質（g）	2.5
炭水化物（g）	18.8
P：F：C（％）	2：23：75

■食品物性

かたさ（N/m²）		4,796
凝集性		0.32
付着性（J/m³）		56
離水率	表面	4.4
（％）	内部	2.9

1j おいしくビタミン オレンジ
ハウス食品株式会社

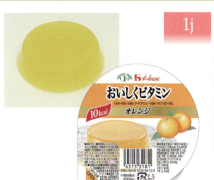

■栄養価（1個60g当たり）

エネルギー（kcal）	10
（kcal/100g）	17
水　分　量（g）	54.4
たんぱく質（g）	0.0
脂　　質（g）	0.0
炭水化物（g）	5.1
P：F：C（％）	0：0：100

■食品物性

かたさ（N/m²）		8,679
凝集性		0.24
付着性（J/m³）		19
離水率	表面	4.9
（％）	内部	2.9

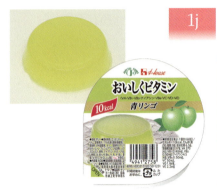

1j おいしくビタミン 青リンゴ
ハウス食品株式会社

■栄養価（1個60g当たり）

エネルギー(kcal)	10
(kcal/100g)	17
水　分　量(g)	53.6
たんぱく質(g)	0.0
脂　　質(g)	0.0
炭水化物(g)	6.5
P：F：C(%)	0：0：100

■食品物性

かたさ(N/m^2)		12,483
凝集性		0.25
付着性(J/m^3)		14
離水率(%)	表面	4.2
	内部	2.4

かたさがL2の範囲の10%以内であり、同シリーズがL2に属するため.

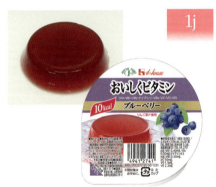

1j おいしくビタミン マスカット
ハウス食品株式会社

■栄養価（1個60g当たり）

エネルギー(kcal)	10
(kcal/100g)	17
水　分　量(g)	53.1
たんぱく質(g)	0.0
脂　　質(g)	0.0
炭水化物(g)	6.0
P：F：C(%)	0：0：100

■食品物性

かたさ(N/m^2)		11,602
凝集性		0.23
付着性(J/m^3)		17
離水率(%)	表面	5.0
	内部	4.0

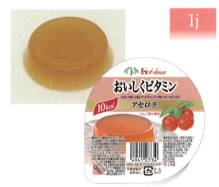

1j おいしくビタミン ブルーベリー
ハウス食品株式会社

■栄養価（1個60g当たり）

エネルギー(kcal)	10
(kcal/100g)	17
水　分　量(g)	54.9
たんぱく質(g)	0.0
脂　　質(g)	0.0
炭水化物(g)	3.5
P：F：C(%)	0：0：100

■食品物性

かたさ(N/m^2)		7,788
凝集性		0.22
付着性(J/m^3)		19
離水率(%)	表面	4.9
	内部	4.9

1j おいしくビタミン アセロラ
ハウス食品株式会社

■栄養価（1個60g当たり）

エネルギー(kcal)	10
(kcal/100g)	17
水　分　量(g)	54.9
たんぱく質(g)	0.0
脂　　質(g)	0.0
炭水化物(g)	3.8
P：F：C(%)	0：0：100

■食品物性

かたさ(N/m^2)		8,934
凝集性		0.23
付着性(J/m^3)		18
離水率(%)	表面	4.5
	内部	5.0

1j　おいしくビタミン はちみつ&レモン
ハウス食品株式会社

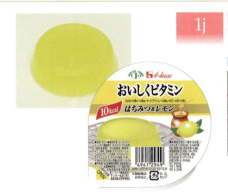

■栄養価（1個60g当たり）

エネルギー (kcal)	10
（kcal/100g)	17
水　分　量　(g)	54.5
たんぱく質　(g)	0.0
脂　　　質　(g)	0.0
炭水化物　(g)	4.8
P：F：C　(%)	0：0：100

■食品物性

かたさ (N/m²)		11,735
凝集性		0.25
付着性 (J/m³)		17
離水率 (%)	表面	3.2
	内部	6.1

COLUMN　常食を食べ続けるために

　おいしい食事を食べたいという願いは，人間の本能と考えられる．しかし口腔機能が低下すると形のある食事が食べにくくなり，栄養状態にも影響する．口腔機能を判定する基準が日本老年歯科医学会から発表され，口腔機能がある程度低下すると，口腔機能低下症と診断されることになった．基準は，以下の7項目のうち3項目以上が該当すると口腔機能低下と判断され，歯科の診療報酬も算定できるようになった．（日本歯科医学会：口腔機能低下症に関する基本的な考え方（平成30年8月16日改訂版；日本歯科医学会ホームページに掲載）による）

1. 口腔衛生状態不良：視診による舌苔の付着程度が Tongue Coating Index（TCI）で50％以上
2. 口腔乾燥：口腔粘膜湿潤度（口腔水分計で測定値27.0未満）または唾液量（サクソンテスト：2分間で2g以下）
3. 咬合力低下：咬合力検査（感圧シート：デンタルプレスケールで200N未満，もしくはデンタルプレスケールIIで500N未満）または残存歯数（残根と動揺度3の歯を除いて20本未満）
4. 舌口唇運動機能低下：オーラルディアドコキネシス（「パ」，「タ」，「カ」の5秒間連続発音でいずれかが6回/秒未満）
5. 低舌圧：舌圧測定器で最大舌圧30kPa未満
6. 咀嚼機能低下：咀嚼能力検査または咀嚼能率スコア法（どちらもグミゼリーの咀嚼により判定）
7. 嚥下機能低下：EAT-10または聖隷式嚥下質問紙

　口腔機能の低下を早期に見つけることで，回復も期待できるため，今回の基準はとても重要と考えられる．口腔機能として，細菌数，口腔乾燥，残存歯数，舌圧，舌口唇運動機能の5項目の悪化と栄養状態（MNA®-SF）の関係を調べた報告では，5つとも条件に該当しない者のMNA®-SFは12.5点，1～3つに該当する者は9.8～9.1点，4つに該当する者は7.9点と報告されている．MNA®-SFは12点以上で栄養状態良好，8～11点で低栄養のおそれあり，7点以下で低栄養と判断されるため，口腔機能が低下している者は低栄養になりやすいといえる．

　我々の研究室（県立広島大学 栢下研）では，舌圧と食形態の関連を調べ，30kPa以上の者は全員常食を摂取し，20kPa以下では常食を摂取している者はほとんどいないことを報告した．この報告が口腔機能低下症の診断基準の低舌圧の項目に用いられることとなった．この研究で，自力歩行できる者の7割は常食を食べていたが，車いす使用者で常食を食べている者は3割しかおらず，寝たきりの者で常食を食べている者はほとんどいないこともわかった．舌圧も自力歩行できる者のグループが最も高く，寝たきりの者が最も低い値を示した．つまり，歩行能力は，舌圧や食形態にも大きくかかわることがわかった．形のある食事（常食）を食べ続けるためには，下肢の筋力を維持することも重要である．下肢筋肉の維持増進には，日本整形外科学会が推奨しているロコトレを行うことも一案である．

Code: 2-1 嚥下調整食 2-1

一般にはミキサー食，ピューレ食，ペースト食と呼ばれていることが多い．付着性や凝集性への配慮は必要である．コード2の中で，なめらかで均質なものを2-1とする．ミキサー食と呼ばれるものでも，スプーンですくうようなものを想定している．

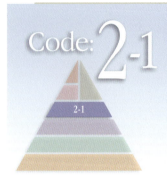

2-1 のみや水
キッセイ薬品工業株式会社

■栄養価（1個150g当たり）

エネルギー（kcal）	50
（kcal/100g）	33
水　分　量（g）	136.5
たんぱく質（g）	0.0
脂　　質（g）	0.0
炭水化物（g）	13.1
P：F：C（%）	0：0：100

■食品物性

かたさ（N/m²）		609
凝集性		0.72
付着性（J/m³）		61
離水率(%)	表面	2.0
	内部	4.1

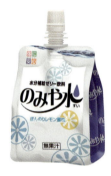

2-1 アクアジュレパウチ
株式会社フードケア

■栄養価（1個300g当たり）

エネルギー（kcal）	60
（kcal/100g）	20
水　分　量（g）	278.1
たんぱく質（g）	0.0
脂　　質（g）	0.3
炭水化物（g）	20.7
P：F：C（%）	0：3：97

■食品物性

かたさ（N/m²）		343
凝集性		0.68
付着性（J/m³）		35
離水率(%)	表面	4.1
	内部	11.4

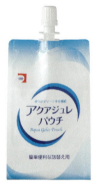

2-1 アクアジュレ
株式会社フードケア

■栄養価（1個100g当たり）

エネルギー（kcal）	38
（kcal/100g）	38
水　分　量（g）	90.3
たんぱく質（g）	0.0
脂　　質（g）	0.0
炭水化物（g）	9.4
P：F：C（%）	0：0：100

■食品物性

かたさ（N/m²）		2,060
凝集性		0.31
付着性（J/m³）		26
離水率(%)	表面	5.1
	内部	12.3

アセロラ味．

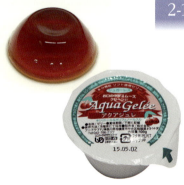

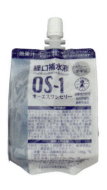

2-1 OS-1 ゼリー
株式会社大塚製薬工場

■栄養価（1個200g当たり）

エネルギー(kcal)	20
(kcal/100g)	10
水　分　量 (g)	194.0
たんぱく質 (g)	0.0
脂　　質 (g)	0.0
炭 水 化 物 (g)	5.0
P : F : C (%)	0 : 0 : 100

■食品物性

かたさ(N/m^2)		218
凝集性		0.78
付着性(J/m^3)		17
離水率	表面	4.2
(%)	内部	11.8

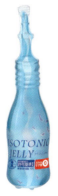

2-1 アイソトニックゼリー
ニュートリー株式会社

■栄養価（1個150g当たり）

エネルギー(kcal)	6
(kcal/100g)	4
水　分　量 (g)	149.0
たんぱく質 (g)	0.0
脂　　質 (g)	0.0
炭 水 化 物 (g)	1.2
P : F : C (%)	0 : 0 : 100

■食品物性

かたさ(N/m^2)		390
凝集性		0.64
付着性(J/m^3)		18
離水率	表面	4.0
(%)	内部	16.2

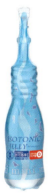

2-1 アイソトニックゼリー ミニ
ニュートリー株式会社

■栄養価（1個100g当たり）

エネルギー(kcal)	4
(kcal/100g)	4
水　分　量 (g)	99.0
たんぱく質 (g)	0.0
脂　　質 (g)	0.0
炭 水 化 物 (g)	0.8
P : F : C (%)	0 : 0 : 100

■食品物性

かたさ(N/m^2)		380
凝集性		0.65
付着性(J/m^3)		16
離水率	表面	3.1
(%)	内部	16.3

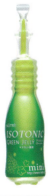

2-1 アイソトニックグリーンゼリー 100 mL
ニュートリー株式会社

■栄養価（1個100g当たり）

エネルギー(kcal)	4
(kcal/100g)	4
水　分　量 (g)	99.0
たんぱく質 (g)	0.0
脂　　質 (g)	0.0
炭 水 化 物 (g)	0.8
P : F : C (%)	0 : 0 : 100

■食品物性

かたさ(N/m^2)		257
凝集性		0.69
付着性(J/m^3)		23
離水率	表面	16.7
(%)	内部	12.6

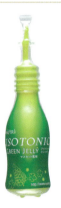

2-1 アイソトニックグリーンゼリー 150 mL
ニュートリー株式会社

■栄養価（1個150g当たり）

エネルギー（kcal）	6
（kcal/100g）	4
水　分　量（g）	149.0
たんぱく質（g）	0.0
脂　　　質（g）	0.0
炭水化物（g）	1.2
P：F：C（%）	0：0：100

■食品物性

かたさ（N/m^2）		274
凝集性		0.65
付着性（J/m^3）		23
離水率	表面	19.4
(%)	内部	12.5

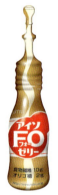

2-1 アイソフォーゼリー
ニュートリー株式会社

■栄養価（1個109g当たり）

エネルギー（kcal）	80
（kcal/100g）	73
水　分　量（g）	81.0
たんぱく質（g）	0.0
脂　　　質（g）	0.0
炭水化物（g）	27.5
P：F：C（%）	0：0：100

■食品物性

かたさ（N/m^2）		463
凝集性		0.68
付着性（J/m^3）		23
離水率	表面	1.0
(%)	内部	13.5

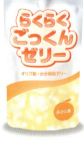

2-1 らくらくごっくんゼリー みかん味
ニュートリー株式会社

■栄養価（1個150g当たり）

エネルギー（kcal）	22
（kcal/100g）	15
水　分　量（g）	143.0
たんぱく質（g）	0.0
脂　　　質（g）	0.0
炭水化物（g）	6.4
P：F：C（%）	0：0：100

■食品物性

かたさ（N/m^2）		366
凝集性		0.78
付着性（J/m^3）		45
離水率	表面	3.9
(%)	内部	7.9

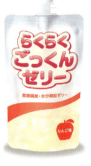

2-1 らくらくごっくんゼリー りんご味
ニュートリー株式会社

■栄養価（1個150g当たり）

エネルギー（kcal）	18
（kcal/100g）	12
水　分　量（g）	142.0
たんぱく質（g）	0.0
脂　　　質（g）	0.0
炭水化物（g）	7.6
P：F：C（%）	0：0：100

■食品物性

かたさ（N/m^2）		345
凝集性		0.79
付着性（J/m^3）		41
離水率	表面	3.3
(%)	内部	11.1

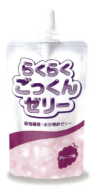

2-1 らくらくごっくんゼリー グレープ味
ニュートリー株式会社

■栄養価（1個150g当たり）

エネルギー(kcal)	20
(kcal/100g)	13
水　分　量(g)	142.0
たんぱく質(g)	0.2
脂　　質(g)	0.0
炭水化物(g)	8.0
P：F：C (%)	2：0：98

■食品物性

かたさ(N/m^2)		340
凝集性		0.78
付着性(J/m^3)		43
離水率(%)	表面	1.5
	内部	7.8

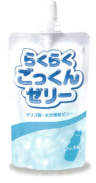

2-1 らくらくごっくんゼリー ラムネ味
ニュートリー株式会社

■栄養価（1個150g当たり）

エネルギー(kcal)	20
(kcal/100g)	13
水　分　量(g)	143.0
たんぱく質(g)	0.0
脂　　質(g)	0.0
炭水化物(g)	5.9
P：F：C (%)	0：0：100

■食品物性

かたさ(N/m^2)		350
凝集性		0.77
付着性(J/m^3)		39
離水率(%)	表面	2.1
	内部	8.0

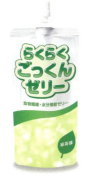

2-1 らくらくごっくんゼリー 緑茶味
ニュートリー株式会社

■栄養価（1個150g当たり）

エネルギー(kcal)	9
(kcal/100g)	6
水　分　量(g)	143.0
たんぱく質(g)	0.0
脂　　質(g)	0.0
炭水化物(g)	5.5
P：F：C (%)	0：0：100

■食品物性

かたさ(N/m^2)		515
凝集性		0.71
付着性(J/m^3)		41
離水率(%)	表面	3.3
	内部	6.5

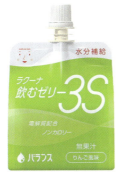

2-1 ラクーナ飲むゼリー3S りんご風味
バランス株式会社

■栄養価（1個150g当たり）

エネルギー(kcal)	3
(kcal/100g)	2
水　分　量(g)	149.0
たんぱく質(g)	0.0
脂　　質(g)	0.0
炭水化物(g)	1.1
P：F：C (%)	0：0：100

■食品物性

かたさ(N/m^2)		408
凝集性		0.76
付着性(J/m^3)		23
離水率(%)	表面	0.8
	内部	9.2

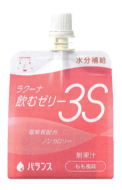

2-1　ラクーナ飲むゼリー3S もも風味
バランス株式会社

■栄養価（1個150g当たり）

エネルギー (kcal)	3
（kcal/100g）	2
水　分　量 (g)	149.0
たんぱく質 (g)	0.0
脂　　質 (g)	0.0
炭水化物 (g)	1.1
P : F : C (%)	0 : 0 : 100

■食品物性

かたさ (N/m²)		355
凝集性		0.77
付着性 (J/m³)		24
離水率 (%)	表面	1.2
	内部	7.4

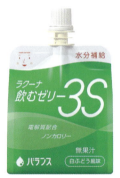

2-1　ラクーナ飲むゼリー3S 白ぶどう風味
バランス株式会社

■栄養価（1個150g当たり）

エネルギー (kcal)	3
（kcal/100g）	2
水　分　量 (g)	149.0
たんぱく質 (g)	0.0
脂　　質 (g)	0.0
炭水化物 (g)	1.1
P : F : C (%)	0 : 0 : 100

■食品物性

かたさ (N/m²)		567
凝集性		0.73
付着性 (J/m³)		20
離水率 (%)	表面	2.5
	内部	8.2

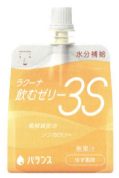

2-1　ラクーナ飲むゼリー3S ゆず風味
バランス株式会社

■栄養価（1個150g当たり）

エネルギー (kcal)	3
（kcal/100g）	2
水　分　量 (g)	149.0
たんぱく質 (g)	0.0
脂　　質 (g)	0.0
炭水化物 (g)	1.1
P : F : C (%)	0 : 0 : 100

■食品物性

かたさ (N/m²)		258
凝集性		0.79
付着性 (J/m³)		27
離水率 (%)	表面	4.0
	内部	3.1

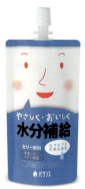

2-1　やさしく・おいしく 水分補給
バランス株式会社

■栄養価（1個100g当たり）

エネルギー (kcal)	18
（kcal/100g）	18
水　分　量 (g)	95.4
たんぱく質 (g)	0.0
脂　　質 (g)	0.0
炭水化物 (g)	4.5
P : F : C (%)	0 : 0 : 100

■食品物性

かたさ (N/m²)		313
凝集性		0.79
付着性 (J/m³)		25
離水率 (%)	表面	6.0
	内部	10.3

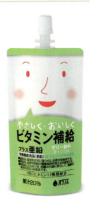

2-1 やさしく・おいしく ビタミンプラス亜鉛補給 青リンゴ味
バランス株式会社

■栄養価（1個 100g 当たり）

エネルギー（kcal）	62
（kcal/100g）	62
水　分　量（g）	84.5
たんぱく質（g）	0.0
脂　　質（g）	0.0
炭　水　化　物（g）	15.5
P：F：C（%）	0：0：100

■食品物性

かたさ（N/m^2）		306
凝集性		0.79
付着性（J/m^3）		25
離水率 (%)	表面	3.4
	内部	8.2

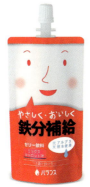

2-1 やさしく・おいしく鉄分補給 ミックスキャロット味
バランス株式会社

■栄養価（1個 100g 当たり）

エネルギー（kcal）	44
（kcal/100g）	44
水　分　量（g）	88.9
たんぱく質（g）	0.0
脂　　質（g）	0.0
炭　水　化　物（g）	10.9
P：F：C（%）	0：0：100

■食品物性

かたさ（N/m^2）		313
凝集性		0.79
付着性（J/m^3）		23
離水率 (%)	表面	3.0
	内部	9.2

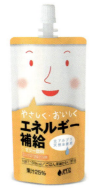

2-1 やさしく・おいしくエネルギー補給 ミックスフルーツ味
バランス株式会社

■栄養価（1個 100g 当たり）

エネルギー（kcal）	100
（kcal/100g）	100
水　分　量（g）	74.9
たんぱく質（g）	0.0
脂　　質（g）	0.0
炭　水　化　物（g）	24.9
P：F：C（%）	0：0：100

■食品物性

かたさ（N/m^2）		520
凝集性		0.69
付着性（J/m^3）		26
離水率 (%)	表面	2.6
	内部	8.7

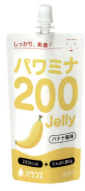

2-1 パワミナ 200 Jelly バナナ風味
バランス株式会社

■栄養価（1個 120g 当たり）

エネルギー（kcal）	200
（kcal/100g）	167
水　分　量（g）	75.7
たんぱく質（g）	6.0
脂　　質（g）	5.5
炭　水　化　物（g）	33.0
P：F：C（%）	12：24：64

■食品物性

かたさ（N/m^2）		385
凝集性		0.75
付着性（J/m^3）		66
離水率 (%)	表面	4.5
	内部	6.7

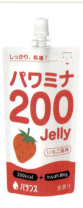

2-1　パワミナ 200 Jelly いちご風味
バランス株式会社

■栄養価（1個120ｇ当たり）

エネルギー (kcal)	200
（kcal/100g）	167
水　分　量 (g)	75.7
たんぱく質 (g)	6.0
脂　　　質 (g)	5.5
炭 水 化 物 (g)	33.0
P：F：C　(%)	12：24：64

■食品物性

かたさ (N/m^2)		401
凝集性		0.74
付着性 (J/m^3)		61
離水率 (%)	表面	2.5
	内部	5.0

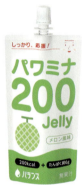

2-1　パワミナ 200 Jelly メロン風味
バランス株式会社

■栄養価（1個120ｇ当たり）

エネルギー (kcal)	200
（kcal/100g）	167
水　分　量 (g)	75.7
たんぱく質 (g)	6.0
脂　　　質 (g)	5.5
炭 水 化 物 (g)	33.0
P：F：C　(%)	12：24：64

■食品物性

かたさ (N/m^2)		374
凝集性		0.76
付着性 (J/m^3)		59
離水率 (%)	表面	3.1
	内部	5.8

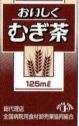

2-1　トロミ飲料 おいしくむぎ茶
ハウス食品株式会社

■栄養価（1個125ｇ当たり）

エネルギー (kcal)	28
（kcal/100g）	22
水　分　量 (g)	120.1
たんぱく質 (g)	0.0
脂　　　質 (g)	0.0
炭 水 化 物 (g)	6.8
P：F：C　(%)	0：0：100

■食品物性

かたさ (N/m^2)		493
凝集性		0.62
付着性 (J/m^3)		28
離水率 (%)	表面	4.4
	内部	16.6

同シリーズ「おいしくお水」はとろみが非常に薄いため注意が必要.

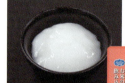

2-1　快食応援団なめらかおかゆ
ヘルシーフード株式会社

■栄養価（1個200ｇ当たり）

エネルギー (kcal)	76
（kcal/100g）	38
水　分　量 (g)	181.0
たんぱく質 (g)	1.2
脂　　　質 (g)	0.4
炭 水 化 物 (g)	16.8
P：F：C　(%)	6：5：89

■食品物性

	常温	45℃
かたさ (N/m^2)	1,194	796
凝集性	0.63	0.76
付着性 (J/m^3)	337	240

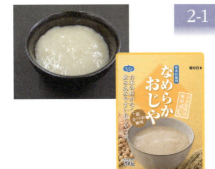

2-1 快食応援団なめらかおじや
ヘルシーフード株式会社

■栄養価（1個200g当たり）

エネルギー(kcal)	78
(kcal/100g)	39
水分量(g)	178.0
たんぱく質(g)	2.0
脂質(g)	0.0
炭水化物(g)	18.2
P：F：C (%)	10：0：90

■食品物性

	常温	45℃
かたさ(N/m²)	1,114	775
凝集性	0.64	0.64
付着性(J/m³)	258	181

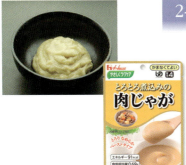

2-1 やさしくラクケア とろとろ煮込みの肉じゃが
ハウス食品株式会社

■栄養価（1個80g当たり）

エネルギー(kcal)	91
(kcal/100g)	114
水分量(g)	63.1
たんぱく質(g)	1.8
脂質(g)	5.3
炭水化物(g)	9.0
P：F：C (%)	8：52：40

■食品物性

かたさ(N/m²)		1,544
凝集性		0.76
付着性(J/m³)		397
粒の量(%)	5分	3.0
	24時間	1.3

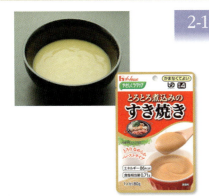

2-1 やさしくラクケア とろとろ煮込みのすき焼き
ハウス食品株式会社

■栄養価（1個80g当たり）

エネルギー(kcal)	86
(kcal/100g)	108
水分量(g)	62.0
たんぱく質(g)	2.5
脂質(g)	3.6
炭水化物(g)	11.0
P：F：C (%)	12：38：51

■食品物性

かたさ(N/m²)		318
凝集性		0.88
付着性(J/m³)		64
粒の量(%)	5分	0.0
	24時間	0.0

2-1 やさしくラクケア とろとろ煮込みのクリームシチュー
ハウス食品株式会社

■栄養価（1個80g当たり）

エネルギー(kcal)	88
(kcal/100g)	110
水分量(g)	64.6
たんぱく質(g)	2.2
脂質(g)	5.9
炭水化物(g)	6.4
P：F：C (%)	10：61：29

■食品物性

かたさ(N/m²)		918
凝集性		0.87
付着性(J/m³)		296
粒の量(%)	5分	0.7
	24時間	0.2

2-1 やさしくラクケア とろとろ煮込みのビーフカレー

ハウス食品株式会社

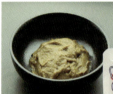

■栄養価（1個80g当たり）

エネルギー (kcal)	96
（kcal/100g）	120
水分量 (g)	60.8
たんぱく質 (g)	2.4
脂質 (g)	4.6
炭水化物 (g)	11.2
P：F：C （%）	10：43：47

■食品物性

かたさ (N/m²)		1,533
凝集性		0.82
付着性 (J/m³)		465
粒の量 (%)	5分	1.0
	24時間	0.3

2-1 OKUNOS ぬくもりミキサー いわし梅煮

ホリカフーズ株式会社

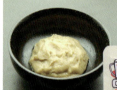

■栄養価（1個70g当たり）

エネルギー (kcal)	67
（kcal/100g）	96
水分量 (g)	56.2
たんぱく質 (g)	5.3
脂質 (g)	3.3
炭水化物 (g)	4.0
P：F：C （%）	32：44：24

■食品物性

かたさ (N/m²)		801
凝集性		0.85
付着性 (J/m³)		185
粒の量 (%)	5分	0.0
	24時間	0.0

2-1 OKUNOS ぬくもりミキサー 照焼チキン

ホリカフーズ株式会社

■栄養価（1個70g当たり）

エネルギー (kcal)	93
（kcal/100g）	133
水分量 (g)	48.4
たんぱく質 (g)	8.8
脂質 (g)	2.5
炭水化物 (g)	8.8
P：F：C （%）	38：24：38

■食品物性

かたさ (N/m²)		1,475
凝集性		0.79
付着性 (J/m³)		352
粒の量 (%)	5分	0.6
	24時間	0.1

2-1 OKUNOS ぬくもりミキサー 筍おかか煮

ホリカフーズ株式会社

■栄養価（1個70g当たり）

エネルギー (kcal)	35
（kcal/100g）	50
水分量 (g)	60.5
たんぱく質 (g)	1.1
脂質 (g)	0.2
炭水化物 (g)	7.3
P：F：C （%）	12：5：82

■食品物性

かたさ (N/m²)		1,098
凝集性		0.86
付着性 (J/m³)		317
粒の量 (%)	5分	3.4
	24時間	0.1

2-1 OKUNOS ぬくもりミキサー うぐいす豆煮
ホリカフーズ株式会社

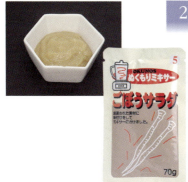

■栄養価（1個70g当たり）

エネルギー(kcal)	98
(kcal/100g)	140
水　分　量 (g)	45.9
たんぱく質 (g)	2.3
脂　　質 (g)	0.4
炭水化物 (g)	21.3
P : F : C (%)	9 : 4 : 87

■食品物性

かたさ (N/m²)		3,777
凝集性		0.64
付着性 (J/m³)		1,061
粒の量 (%)	5分	5.7
	24時間	1.6

付着性がL3の範囲の10%以内であり，同シリーズがL3に属するため．

2-1 OKUNOS ぬくもりミキサー ごぼうサラダ
ホリカフーズ株式会社

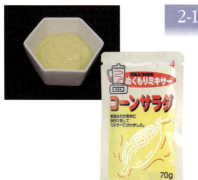

■栄養価（1個70g当たり）

エネルギー(kcal)	16
(kcal/100g)	23
水　分　量 (g)	65.5
たんぱく質 (g)	0.3
脂　　質 (g)	0.1
炭水化物 (g)	3.4
P : F : C (%)	8 : 6 : 87

■食品物性

かたさ (N/m²)		737
凝集性		0.85
付着性 (J/m³)		174
粒の量 (%)	5分	18.2
	24時間	0.6

2-1 OKUNOS ぬくもりミキサー コーンサラダ
ホリカフーズ株式会社

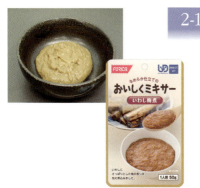

■栄養価（1個70g当たり）

エネルギー(kcal)	152
(kcal/100g)	217
水　分　量 (g)	44.9
たんぱく質 (g)	1.8
脂　　質 (g)	10.7
炭水化物 (g)	12.0
P : F : C (%)	5 : 64 : 32

■食品物性

かたさ (N/m²)		610
凝集性		0.83
付着性 (J/m³)		168
粒の量 (%)	5分	0.0
	24時間	0.0

2-1 おいしくミキサー いわし梅煮
ホリカフーズ株式会社

■栄養価（1個50g当たり）

エネルギー(kcal)	38
(kcal/100g)	76
水　分　量 (g)	41.3
たんぱく質 (g)	3.6
脂　　質 (g)	1.3
炭水化物 (g)	2.8
P : F : C (%)	39 : 31 : 30

■食品物性

かたさ (N/m²)		912
凝集性		0.85
付着性 (J/m³)		199
粒の量 (%)	5分	0.0
	24時間	0.0

2-1 おいしくミキサー 鯖の味噌煮
ホリカフーズ株式会社

■栄養価（1個50g当たり）

エネルギー(kcal)	55
(kcal/100g)	110
水　分　量 (g)	37.1
たんぱく質 (g)	5.6
脂　　質 (g)	2.0
炭水化物 (g)	3.7
P : F : C (%)	41 : 33 : 27

■食品物性

かたさ (N/m²)	531
凝集性	0.84
付着性 (J/m³)	149
粒の量 5分 (%)	1.3
24時間	0.1

2-1 おいしくミキサー 豚肉のやわらか煮
ホリカフーズ株式会社

■栄養価（1個50g当たり）

エネルギー(kcal)	87
(kcal/100g)	174
水　分　量 (g)	35.3
たんぱく質 (g)	4.9
脂　　質 (g)	6.1
炭水化物 (g)	3.0
P : F : C (%)	23 : 63 : 14

■食品物性

かたさ (N/m²)	1,989
凝集性	0.77
付着性 (J/m³)	535
粒の量 5分 (%)	1.0
24時間	0.2

2-1 おいしくミキサー 鶏肉のトマト煮
ホリカフーズ株式会社

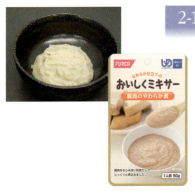

■栄養価（1個50g当たり）

エネルギー(kcal)	45
(kcal/100g)	90
水　分　量 (g)	40.5
たんぱく質 (g)	3.4
脂　　質 (g)	2.0
炭水化物 (g)	3.3
P : F : C (%)	30 : 40 : 29

■食品物性

かたさ (N/m²)	605
凝集性	0.83
付着性 (J/m³)	132
粒の量 5分 (%)	1.3
24時間	0.1

2-1 おいしくミキサー だし巻卵
ホリカフーズ株式会社

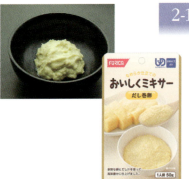

■栄養価（1個50g当たり）

エネルギー(kcal)	43
(kcal/100g)	86
水　分　量 (g)	41.3
たんぱく質 (g)	2.4
脂　　質 (g)	2.0
炭水化物 (g)	3.8
P : F : C (%)	22 : 42 : 36

■食品物性

かたさ (N/m²)	2,324
凝集性	0.63
付着性 (J/m³)	383
粒の量 5分 (%)	−
24時間	−

ゲル状のため粒の測定不可.

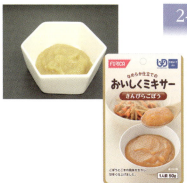

2-1 おいしくミキサー きんぴらごぼう
ホリカフーズ株式会社

■栄養価（1個50g当たり）

エネルギー（kcal）	32
（kcal/100g）	64
水　分　量（g）	42.3
たんぱく質（g）	0.6
脂　　質（g）	0.9
炭水化物（g）	5.3
P：F：C（％）	8：26：67

■食品物性

かたさ（N/m²）		759
凝集性		0.85
付着性（J/m³）		187
粒の量 (%)	5分	10.4
	24時間	0.4

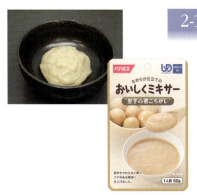

2-1 おいしくミキサー 里芋の煮ころがし
ホリカフーズ株式会社

■栄養価（1個50g当たり）

エネルギー（kcal）	23
（kcal/100g）	46
水　分　量（g）	43.4
たんぱく質（g）	0.8
脂　　質（g）	0.0
炭水化物（g）	5.0
P：F：C（％）	14：0：86

■食品物性

かたさ（N/m²）		1,358
凝集性		0.83
付着性（J/m³）		515
粒の量 (%)	5分	6.6
	24時間	0.6

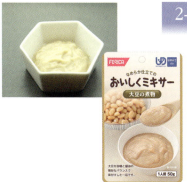

2-1 おいしくミキサー 大豆の煮物
ホリカフーズ株式会社

■栄養価（1個50g当たり）

エネルギー（kcal）	53
（kcal/100g）	106
水　分　量（g）	37.9
たんぱく質（g）	2.6
脂　　質（g）	1.3
炭水化物（g）	7.7
P：F：C（％）	20：22：58

■食品物性

かたさ（N/m²）		1,035
凝集性		0.84
付着性（J/m³）		281
粒の量 (%)	5分	1.2
	24時間	0.1

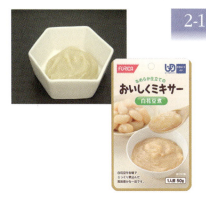

2-1 おいしくミキサー 白花豆煮
ホリカフーズ株式会社

■栄養価（1個50g当たり）

エネルギー（kcal）	59
（kcal/100g）	118
水　分　量（g）	35.1
たんぱく質（g）	1.8
脂　　質（g）	0.2
炭水化物（g）	12.5
P：F：C（％）	12：3：85

■食品物性

かたさ（N/m²）		2,409
凝集性		0.79
付着性（J/m³）		853
粒の量 (%)	5分	0.9
	24時間	0.3

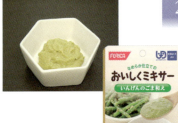

2-1 おいしくミキサー いんげんのごま和え
ホリカフーズ株式会社

■栄養価（1個50g当たり）

エネルギー（kcal）	57
（kcal/100g）	114
水　分　量（g）	39.6
たんぱく質（g）	2.2
脂　　　質（g）	3.5
炭 水 化 物（g）	4.2
P：F：C（%）	15：55：29

■食品物性

かたさ（N/m^2）		1,491
凝集性		0.78
付着性（J/m^3）		407
粒の量 (%)	5分	8.8
	24時間	0.7

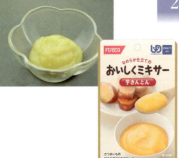

2-1 おいしくミキサー 芋きんとん
ホリカフーズ株式会社

■栄養価（1個50g当たり）

エネルギー（kcal）	40
（kcal/100g）	80
水　分　量（g）	39.7
たんぱく質（g）	0.2
脂　　　質（g）	0.0
炭 水 化 物（g）	9.8
P：F：C（%）	2：0：98

■食品物性

かたさ（N/m^2）		950
凝集性		0.87
付着性（J/m^3）		290
粒の量 (%)	5分	0.0
	24時間	0.0

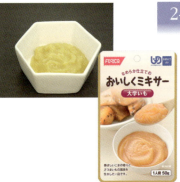

2-1 おいしくミキサー 大学いも
ホリカフーズ株式会社

■栄養価（1個50g当たり）

エネルギー（kcal）	51
（kcal/100g）	102
水　分　量（g）	37.6
たんぱく質（g）	0.4
脂　　　質（g）	0.5
炭 水 化 物（g）	11.3
P：F：C（%）	3：9：88

■食品物性

かたさ（N/m^2）		1,560
凝集性		0.70
付着性（J/m^3）		376
粒の量 (%)	5分	0.4
	24時間	0.0

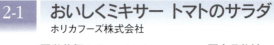

2-1 おいしくミキサー トマトのサラダ
ホリカフーズ株式会社

■栄養価（1個50g当たり）

エネルギー（kcal）	24
（kcal/100g）	48
水　分　量（g）	44.8
たんぱく質（g）	0.5
脂　　　質（g）	1.2
炭 水 化 物（g）	2.8
P：F：C（%）	8：45：47

■食品物性

かたさ（N/m^2）		907
凝集性		0.75
付着性（J/m^3）		222
粒の量 (%)	5分	0.0
	24時間	0.0

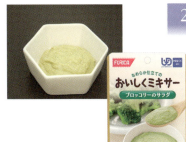

2-1 おいしくミキサー ブロッコリーのサラダ
ホリカフーズ株式会社

■栄養価（1個50g当たり）

エネルギー(kcal)	80
(kcal/100g)	160
水　分　量(g)	39
たんぱく質(g)	1.0
脂　　　質(g)	7.5
炭水化物(g)	2.0
P：F：C（%）	5：85：10

■食品物性

かたさ(N/m²)	907
凝集性	0.85
付着性(J/m³)	274
粒の量　5分 (%)	0.9
24時間	0.1

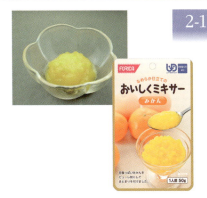

2-1 おいしくミキサー みかん
ホリカフーズ株式会社

■栄養価（1個50g当たり）

エネルギー(kcal)	35
(kcal/100g)	70
水　分　量(g)	41.3
たんぱく質(g)	0.2
脂　　　質(g)	0.1
炭水化物(g)	8.2
P：F：C（%）	2：3：95

■食品物性

かたさ(N/m²)	1,284
凝集性	0.78
付着性(J/m³)	380
粒の量　5分 (%)	1.4
24時間	0.1

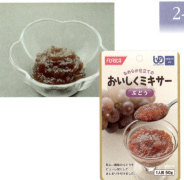

2-1 おいしくミキサー ぶどう
ホリカフーズ株式会社

■栄養価（1個50g当たり）

エネルギー(kcal)	41
(kcal/100g)	82
水　分　量(g)	39.9
たんぱく質(g)	0.1
脂　　　質(g)	0.2
炭水化物(g)	9.6
P：F：C（%）	1：4：95

■食品物性

かたさ(N/m²)	1,284
凝集性	0.73
付着性(J/m³)	333
粒の量　5分 (%)	6.4
24時間	0.9

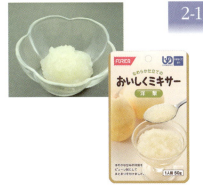

2-1 おいしくミキサー 洋梨
ホリカフーズ株式会社

■栄養価（1個50g当たり）

エネルギー(kcal)	36
(kcal/100g)	72
水　分　量(g)	41.0
たんぱく質(g)	0.1
脂　　　質(g)	0.1
炭水化物(g)	8.7
P：F：C（%）	1：2：96

■食品物性

かたさ(N/m²)	1,687
凝集性	0.61
付着性(J/m³)	336
粒の量　5分 (%)	7.5
24時間	1.1

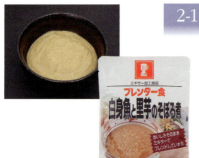

2-1 ブレンダー食 白身魚と里芋のそぼろ煮
ニュートリー株式会社

■栄養価（1個180g当たり）

エネルギー(kcal)	197.3
(kcal/100g)	110
水　分　量(g)	138.8
たんぱく質(g)	8.5
脂　　　質(g)	9.4
炭水化物(g)	21.0
P : F : C (%)	17 : 42 : 42

■食品物性

かたさ(N/m²)		833
凝集性		0.82
付着性(J/m³)		191
粒の量 (%)	5分	6.6
	24時間	0.7

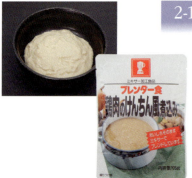

2-1 ブレンダー食 鶏肉のけんちん風煮込み
ニュートリー株式会社

■栄養価（1個205g当たり）

エネルギー(kcal)	192.7
(kcal/100g)	94
水　分　量(g)	162.0
たんぱく質(g)	12.3
脂　　　質(g)	7.8
炭水化物(g)	20.3
P : F : C (%)	25 : 35 : 40

■食品物性

かたさ(N/m²)		1,247
凝集性		0.85
付着性(J/m³)		394
粒の量 (%)	5分	5.6
	24時間	1.0

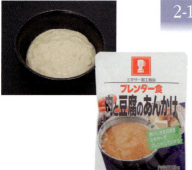

2-1 ブレンダー食 肉と豆腐のあんかけ
ニュートリー株式会社

■栄養価（1個186g当たり）

エネルギー(kcal)	195.9
(kcal/100g)	105
水　分　量(g)	145.5
たんぱく質(g)	8.4
脂　　　質(g)	9.9
炭水化物(g)	19.7
P : F : C (%)	17 : 44 : 39

■食品物性

かたさ(N/m²)		599
凝集性		0.88
付着性(J/m³)		144
粒の量 (%)	5分	7.1
	24時間	0.8

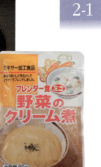

2-1 ブレンダー食ミニ 野菜のクリーム煮
ニュートリー株式会社

■栄養価（1個80g当たり）

エネルギー(kcal)	98
(kcal/100g)	123
水　分　量(g)	60.7
たんぱく質(g)	2.6
脂　　　質(g)	5.3
炭水化物(g)	10.4
P : F : C (%)	10 : 48 : 42

■食品物性

かたさ(N/m²)		1,432
凝集性		0.83
付着性(J/m³)		492
粒の量 (%)	5分	3.9
	24時間	0.5

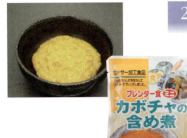

2-1 ブレンダー食ミニ カボチャの含め煮
ニュートリー株式会社

■栄養価（1個80g当たり）

エネルギー(kcal)	44
(kcal/100g)	55
水　分　量 (g)	68.0
たんぱく質 (g)	0.9
脂　　質 (g)	0.3
炭水化物 (g)	10.0
P：F：C （％）	8：6：86

■食品物性

かたさ (N/m²)	1,379
凝集性	0.64
付着性 (J/m³)	257

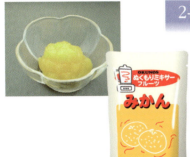

2-1 OKUNOS ぬくもりミキサーフルーツ みかん
ホリカフーズ株式会社

■栄養価（1個500g当たり）

エネルギー(kcal)	345
(kcal/100g)	69
水　分　量 (g)	413.0
たんぱく質 (g)	1.5
脂　　質 (g)	0.5
炭水化物 (g)	83.5
P：F：C （％）	2：1：97

■食品物性

かたさ (N/m²)	1,857
凝集性	0.69
付着性 (J/m³)	523

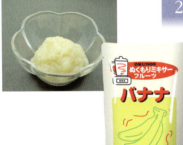

2-1 OKUNOS ぬくもりミキサーフルーツ バナナ
ホリカフーズ株式会社

■栄養価（1個500g当たり）

エネルギー(kcal)	430
(kcal/100g)	86
水　分　量 (g)	390.0
たんぱく質 (g)	1.5
脂　　質 (g)	0.0
炭水化物 (g)	106.5
P：F：C （％）	1：0：99

■食品物性

かたさ (N/m²)	1,905
凝集性	0.48
付着性 (J/m³)	292

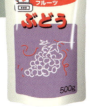

2-1 OKUNOS ぬくもりミキサーフルーツ ぶどう
ホリカフーズ株式会社

■栄養価（1個500g当たり）

エネルギー(kcal)	405
(kcal/100g)	81
水　分　量 (g)	399.0
たんぱく質 (g)	1.0
脂　　質 (g)	1.5
炭水化物 (g)	96.5
P：F：C （％）	1：3：96

■食品物性

かたさ (N/m²)	812
凝集性	0.73
付着性 (J/m³)	194

2-1 OKUNOS ぬくもりミキサーフルーツ りんご

ホリカフーズ株式会社

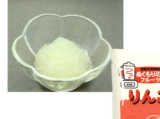

■栄養価（1個 500 g 当たり）

エネルギー（kcal）	385
（kcal/100g）	77
水　分　量（g）	402.0
たんぱく質（g）	0.0
脂　　　質（g）	0.0
炭水化物（g）	96.5
P：F：C　（％）	0：0：100

■食品物性

かたさ（N/m^2）	1,507
凝集性	0.71
付着性（J/m^3）	437

2-1 OKUNOS ぬくもりミキサーフルーツ キウイフルーツ

ホリカフーズ株式会社

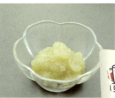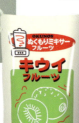

■栄養価（1個 500 g 当たり）

エネルギー（kcal）	435
（kcal/100g）	87
水　分　量（g）	389.5
たんぱく質（g）	1.0
脂　　　質（g）	1.0
炭水化物（g）	105.5
P：F：C　（％）	1：2：97

■食品物性

かたさ（N/m^2）	2,053
凝集性	0.56
付着性（J/m^3）	355

2-1 OKUNOS ぬくもりミキサーフルーツ マンゴー

ホリカフーズ株式会社

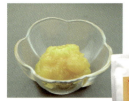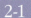

■栄養価（1個 500 g 当たり）

エネルギー（kcal）	355
（kcal/100g）	71
水　分　量（g）	411.0
たんぱく質（g）	1.0
脂　　　質（g）	1.0
炭水化物（g）	85.5
P：F：C　（％）	1：3：96

■食品物性

かたさ（N/m^2）	1,050
凝集性	0.76
付着性（J/m^3）	323

2-1 OKUNOS ぬくもりミキサーフルーツ 白桃

ホリカフーズ株式会社

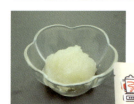

■栄養価（1個 500 g 当たり）

エネルギー（kcal）	380
（kcal/100g）	76
水　分　量（g）	403.5
たんぱく質（g）	0.0
脂　　　質（g）	0.0
炭水化物（g）	95.0
P：F：C　（％）	0：0：100

■食品物性

かたさ（N/m^2）	2,101
凝集性	0.68
付着性（J/m^3）	591

2-1 OKUNOS ぬくもりミキサーフルーツ 洋梨
ホリカフーズ株式会社

■栄養価（1個 500g 当たり）

エネルギー（kcal）	360
（kcal/100g）	72
水　分　量（g）	409.5
たんぱく質（g）	0.5
脂　　質（g）	0.5
炭水化物（g）	88.5
P：F：C（%）	1：1：98

■食品物性

かたさ（N/m²）	2,233
凝集性	0.58
付着性（J/m³）	462

2-1 OKUNOS ぬくもりミキサーフルーツ フルーツ野菜
ホリカフーズ株式会社

■栄養価（1個 500g 当たり）

エネルギー（kcal）	330
（kcal/100g）	66
水　分　量（g）	416.5
たんぱく質（g）	1.0
脂　　質（g）	0.5
炭水化物（g）	80.5
P：F：C（%）	1：1：97

■食品物性

かたさ（N/m²）	2,186
凝集性	0.57
付着性（J/m³）	413

COLUMN　経腸栄養剤にとろみをつける

　経腸栄養剤にとろみをつける機会は増加している．その専用のとろみ調整食品も開発されているが，臨床現場では，いつも使っているとろみ調整食品で試みることもある．我々の研究室（県立広島大学栢下研）でも，通常のとろみ調整食品で経腸栄養剤にとろみ付けできないかと試みている．お茶などと同様に，経腸栄養剤にとろみ調整食品を添加し，よく撹拌する．その後，30分程度置くとある程度とろみはつくが，数分後に再度撹拌することで，とろみが十分につく場合がある．

　例として，ネスレ日本株式会社の「アイソカルサポート とろみケア」を「アイソカルサポート」および「アイソカル2K Neo」に2％使用した結果を示す．

①アイソカルサポート（1.5 kcal/g）
・1回撹拌
　10分後 538 mPa，30分後 914 mPa
・2回撹拌（10分後に再撹拌し粘度測定）
　10分後 994 mPa，30分後 883 mPa

②アイソカル2K Neo（2.0 kcal/g）
・1回撹拌
　10分後 157 mPa，30分後 594 mPa
・2回撹拌（10分後に再撹拌し粘度測定）
　10分後 613 mPa，30分後 660 mPa

　いずれの経腸栄養剤でも，1回撹拌30分後と同程度の粘度値に，2回撹拌すると早く到達することがわかる．2回撹拌では，その後（30分後）の粘度変化が10分後と大差ないことから，2回撹拌10分で，とろみ調整食品による増粘効果が十分に発現されていると考えられる．
　お試しください．

Code: 2-2 嚥下調整食 2-2

一般にはミキサー食，ピューレ食，ペースト食と呼ばれていることが多い．付着性や凝集性への配慮は必要である．コード2の中で，やわらかい粒などを含む不均質なものを2-2とする．ミキサー食と呼ばれるものでも，スプーンですくうようなものを想定している．

2-2 OKUNOS ぬくもりミキサー 白がゆ
ホリカフーズ株式会社

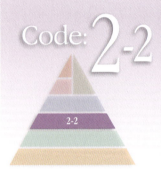

■栄養価（1個150g当たり）

エネルギー (kcal)	57
(kcal/100g)	38
水　分　量 (g)	135.5
たんぱく質 (g)	1.2
脂　　　質 (g)	0.0
炭水化物 (g)	13.1
P：F：C (%)	8：0：92

■食品物性

	常温	45℃
かたさ (N/m²)	1,008	822
凝集性	0.74	0.77
付着性 (J/m³)	246	193

2-2 おいしくミキサー 白がゆ
ホリカフーズ株式会社

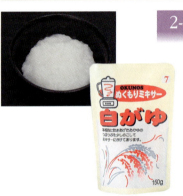

■栄養価（1個100g当たり）

エネルギー (kcal)	38
(kcal/100g)	38
水　分　量 (g)	90.3
たんぱく質 (g)	0.8
脂　　　質 (g)	0.0
炭水化物 (g)	8.8
P：F：C (%)	8：0：92

■食品物性

	常温	45℃
かたさ (N/m²)	1,098	631
凝集性	0.79	0.89
付着性 (J/m³)	313	151

2-2 おいしくミキサー 玉子がゆ
ホリカフーズ株式会社

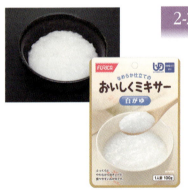

■栄養価（1個100g当たり）

エネルギー (kcal)	41
(kcal/100g)	41
水　分　量 (g)	89.9
たんぱく質 (g)	1.1
脂　　　質 (g)	0.5
炭水化物 (g)	8.1
P：F：C (%)	11：11：78

■食品物性

	常温	45℃
かたさ (N/m²)	780	743
凝集性	0.79	0.76
付着性 (J/m³)	178	142

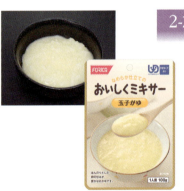

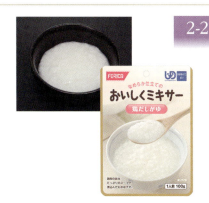

2-2 おいしくミキサー 鶏だしがゆ
ホリカフーズ株式会社

■栄養価（1個100g当たり）

エネルギー(kcal)	37
(kcal/100g)	37
水　分　量(g)	90.2
たんぱく質(g)	0.9
脂　　質(g)	0.0
炭水化物(g)	8.4
P：F：C (％)	10：0：90

■食品物性

	常温	45℃
かたさ(N/m²)	637	589
凝集性	0.77	0.83
付着性(J/m³)	121	122

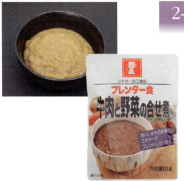

2-2 ブレンダー食 牛肉と野菜の合せ煮
ニュートリー株式会社

■栄養価（1個212g当たり）

エネルギー(kcal)	192.3
(kcal/100g)	91
水　分　量(g)	163.7
たんぱく質(g)	7.0
脂　　質(g)	3.6
炭水化物(g)	35.0
P：F：C (％)	14：16：70

■食品物性

かたさ(N/m²)		1,279
凝集性		0.74
付着性(J/m³)		291
粒の量(％)	5分	52.5
	24時間	7.2

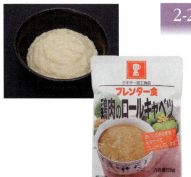

2-2 ブレンダー食 鶏肉のロールキャベツ
ニュートリー株式会社

■栄養価（1個228g当たり）

エネルギー(kcal)	194.9
(kcal/100g)	85
水　分　量(g)	187.0
たんぱく質(g)	11.9
脂　　質(g)	9.8
炭水化物(g)	16.4
P：F：C (％)	24：44：33

■食品物性

かたさ(N/m²)		918
凝集性		0.79
付着性(J/m³)		187
粒の量(％)	5分	18.2
	24時間	2.6

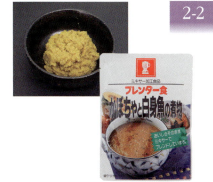

2-2 ブレンダー食 かぼちゃと白身魚の煮物
ニュートリー株式会社

■栄養価（1個176g当たり）

エネルギー(kcal)	193.4
(kcal/100g)	110
水　分　量(g)	135.5
たんぱく質(g)	7.0
脂　　質(g)	9.7
炭水化物(g)	21.5
P：F：C (％)	14：43：43

■食品物性

かたさ(N/m²)		4,594
凝集性		0.48
付着性(J/m³)		585
粒の量(％)	5分	18.4
	24時間	3.2

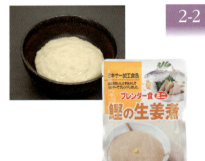

2-2 ブレンダー食ミニ 鰹の生姜煮
ニュートリー株式会社

■栄養価（1個80g当たり）

エネルギー (kcal)	70
（kcal/100g）	88
水　分　量 (g)	65.1
たんぱく質 (g)	5.6
脂　　質 (g)	2.9
炭水化物 (g)	5.5
P : F : C (%)	32：37：31

■食品物性

かたさ (N/m²)		854
凝集性		0.88
付着性 (J/m³)		273
粒の量 (%)	5分	17.4
	24時間	2.9

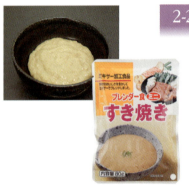

2-2 ブレンダー食ミニ すき焼き
ニュートリー株式会社

■栄養価（1個80g当たり）

エネルギー (kcal)	85
（kcal/100g）	106
水　分　量 (g)	62.9
たんぱく質 (g)	3.7
脂　　質 (g)	4.5
炭水化物 (g)	7.8
P : F : C (%)	17：47：36

■食品物性

かたさ (N/m²)		886
凝集性		0.88
付着性 (J/m³)		302
粒の量 (%)	5分	14.6
	24時間	1.6

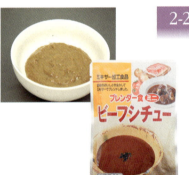

2-2 ブレンダー食ミニ ビーフシチュー
ニュートリー株式会社

■栄養価（1個80g当たり）

エネルギー (kcal)	103
（kcal/100g）	129
水　分　量 (g)	60.8
たんぱく質 (g)	4.6
脂　　質 (g)	6.3
炭水化物 (g)	7.1
P : F : C (%)	18：55：27

■食品物性

かたさ (N/m²)		955
凝集性		0.85
付着性 (J/m³)		309
粒の量 (%)	5分	15.2
	24時間	2.5

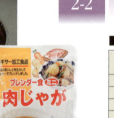

2-2 ブレンダー食ミニ 肉じゃが
ニュートリー株式会社

■栄養価（1個80g当たり）

エネルギー (kcal)	104
（kcal/100g）	130
水　分　量 (g)	59.4
たんぱく質 (g)	6.5
脂　　質 (g)	4.5
炭水化物 (g)	9.8
P : F : C (%)	25：38：37

■食品物性

かたさ (N/m²)		3,533
凝集性		0.59
付着性 (J/m³)		700
粒の量 (%)	5分	22.1
	24時間	3.1

2-2 ブレンダー食ミニ 筑前煮
ニュートリー株式会社

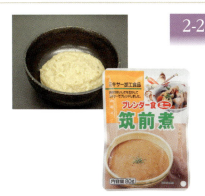

■栄養価（1個80g当たり）

エネルギー(kcal)	81
(kcal/100g)	101
水分量(g)	63.4
たんぱく質(g)	3.9
脂　　質(g)	4.2
炭水化物(g)	7.5
P：F：C (%)	19：45：36

■食品物性

かたさ(N/m²)		1,379
凝集性		0.85
付着性(J/m³)		435
粒の量 (%)	5分	28.5
	24時間	3.6

2-2 ブレンダー食ミニ 里芋とイカの煮物
ニュートリー株式会社

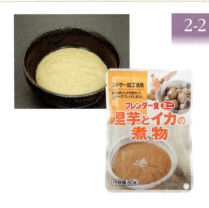

■栄養価（1個80g当たり）

エネルギー(kcal)	75
(kcal/100g)	94
水分量(g)	64.5
たんぱく質(g)	2.1
脂　　質(g)	3.8
炭水化物(g)	8.7
P：F：C (%)	11：44：45

■食品物性

かたさ(N/m²)		499
凝集性		0.87
付着性(J/m³)		89
粒の量 (%)	5分	27.5
	24時間	2.6

2-2 ブレンダー食ミニ 大根のそぼろ煮
ニュートリー株式会社

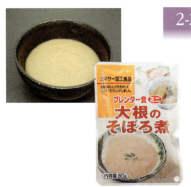

■栄養価（1個80g当たり）

エネルギー(kcal)	35
(kcal/100g)	44
水分量(g)	70.9
たんぱく質(g)	2.6
脂　　質(g)	0.8
炭水化物(g)	4.6
P：F：C (%)	29：20：51

■食品物性

かたさ(N/m²)		329
凝集性		0.94
付着性(J/m³)		59
粒の量 (%)	5分	26.1
	24時間	1.3

凝集性がL3の範囲の10％以内であり，同シリーズがL3に属するため．

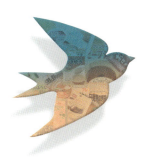

Code: 3

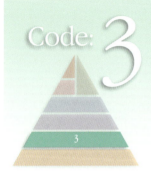

嚥下調整食3

形はあるが，歯や補綴物がなくても押しつぶしが可能で，食塊形成が容易であり，口腔内操作時の多量の離水がなく，一定の凝集性があって咽頭通過時のばらけやすさがないもの．粉砕再成型と均質さは必須ではない．条件を満たしていれば，一般の料理でも素材の選択や調理方法に配慮されたものが含まれる．

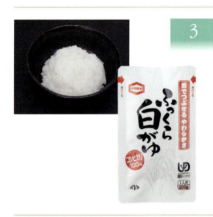

3 ふっくら白がゆ
亀田製菓株式会社

■栄養価（1個200g当たり）

エネルギー(kcal)	100
(kcal/100g)	50
水　分　量(g)	175.6
たんぱく質(g)	1.4
脂　　質(g)	0.4
炭水化物(g)	24.2
P：F：C (%)	5：3：91

■食品物性

	常温	45℃
かたさ(N/m²)	2,653	2,631
凝集性	0.58	0.64
付着性(J/m³)	528	696

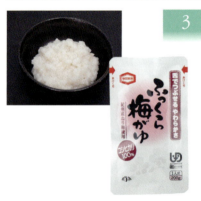

3 ふっくら梅がゆ
亀田製菓株式会社

■栄養価（1個200g当たり）

エネルギー(kcal)	100
(kcal/100g)	50
水　分　量(g)	176.0
たんぱく質(g)	1.6
脂　　質(g)	0.2
炭水化物(g)	23.0
P：F：C (%)	6：2：92

■食品物性

	常温	45℃
かたさ(N/m²)	1,868	2,186
凝集性	0.57	0.64
付着性(J/m³)	393	581

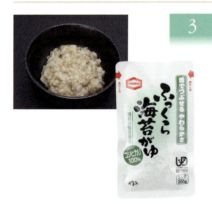

3 ふっくら海苔がゆ
亀田製菓株式会社

■栄養価（1個200g当たり）

エネルギー(kcal)	100
(kcal/100g)	50
水　分　量(g)	174.0
たんぱく質(g)	1.4
脂　　質(g)	0.0
炭水化物(g)	24.2
P：F：C (%)	5：0：95

■食品物性

	常温	45℃
かたさ(N/m²)	1,958	2,000
凝集性	0.68	0.69
付着性(J/m³)	467	579

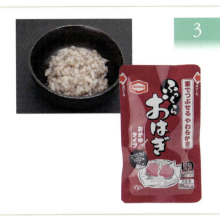

3 ふっくらおはぎ
亀田製菓株式会社

■栄養価（1個200g当たり）

エネルギー(kcal)	185
(kcal/100g)	93
水　分　量 (g)	153.4
たんぱく質 (g)	2.8
脂　　質 (g)	0.1
炭水化物 (g)	43.3
P：F：C (%)	6：0：93

■食品物性

かたさ (N/m²)	3,072
凝集性	0.62
付着性 (J/m³)	745

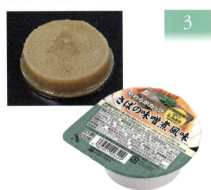

3 やわらかカップ さばの味噌煮風味
キッセイ薬品工業株式会社

■栄養価（1個60g当たり）

エネルギー(kcal)	99
(kcal/100g)	165
水　分　量 (g)	42.1
たんぱく質 (g)	7.3
脂　　質 (g)	6.0
炭水化物 (g)	3.9
P：F：C (%)	30：55：16

■食品物性

		常温	45℃
かたさ (N/m²)		4,870	3,682
凝集性		0.33	0.38
付着性 (J/m³)		433	421
離水率 (%)	表面	2.4	—
	内部	14.5	—

内部離水率が10%を超えるためコード3に分類．

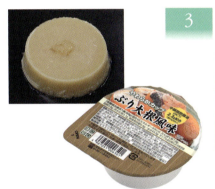

3 やわらかカップ ぶり大根風味
キッセイ薬品工業株式会社

■栄養価（1個60g当たり）

エネルギー(kcal)	93
(kcal/100g)	155
水　分　量 (g)	43.5
たんぱく質 (g)	7.0
脂　　質 (g)	5.8
炭水化物 (g)	3.1
P：F：C (%)	30：56：13

■食品物性

		常温	45℃
かたさ (N/m²)		4,753	3,767
凝集性		0.34	0.31
付着性 (J/m³)		535	267
離水率 (%)	表面	3.7	—
	内部	11.6	—

内部離水率が10%を超えるためコード3に分類．

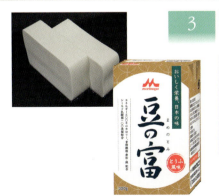

3 豆の富
株式会社クリニコ

■栄養価（1個300g当たり）

エネルギー(kcal)	300
(kcal/100g)	100
水　分　量 (g)	243.9
たんぱく質 (g)	20.1
脂　　質 (g)	20.7
炭水化物 (g)	12.0
P：F：C (%)	26：59：15

■食品物性

かたさ (N/m²)		12,218
凝集性		0.41
付着性 (J/m³)		499
離水率 (%)	表面	3.7
	内部	7.4

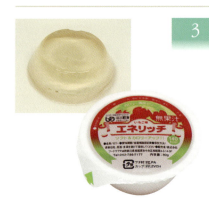

3 エネリッチ いちご味
株式会社フードケア

■栄養価（1個80g当たり）

エネルギー（kcal）	140
（kcal/100g）	175
水　分　量（g）	45.1
たんぱく質（g）	0.0
脂　　質（g）	0.0
炭水化物（g）	35.0
P：F：C（％）	0：0：100

■食品物性

かたさ（N/m²）		1,342
凝集性		0.35
付着性（J/m³）		28
離水率（％）	表面	1.5
	内部	11.0

内部離水率が10％を超えるためコード3に分類.

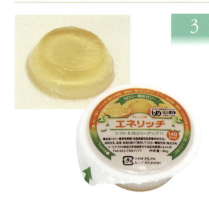

3 エネリッチ オレンジ味
株式会社フードケア

■栄養価（1個80g当たり）

エネルギー（kcal）	140
（kcal/100g）	175
水　分　量（g）	45.1
たんぱく質（g）	0.0
脂　　質（g）	0.0
炭水化物（g）	35.0
P：F：C（％）	0：0：100

■食品物性

かたさ（N/m²）		1,191
凝集性		0.38
付着性（J/m³）		27
離水率（％）	表面	2.4
	内部	11.1

内部離水率が10％を超えるためコード3に分類.

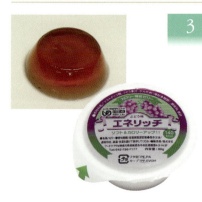

3 エネリッチ ぶどう味
株式会社フードケア

■栄養価（1個80g当たり）

エネルギー（kcal）	140
（kcal/100g）	175
水　分　量（g）	45.1
たんぱく質（g）	0.0
脂　　質（g）	0.0
炭水化物（g）	35.0
P：F：C（％）	0：0：100

■食品物性

かたさ（N/m²）		1,504
凝集性		0.33
付着性（J/m³）		36
離水率（％）	表面	1.6
	内部	8.8

同シリーズの他の味が内部離水率10％を超えるためコード3に分類.

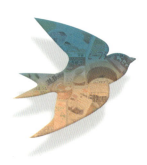

Code: 4

嚥下調整食 4

素材と調理方法を選択した嚥下調整食である．かたすぎず，ばらけにくく，貼りつきにくいもので，箸やスプーンで切れるやわらかさをもつ．上下の歯槽堤間の押しつぶし能力以上は必要で，舌と口蓋間での押しつぶしだけでは困難である．軟菜食，移行食と呼ばれるようなものがここに含まれる．素材に配慮された和洋中の煮込み料理，卵料理など，一般食でもこの段階に入るものもある．

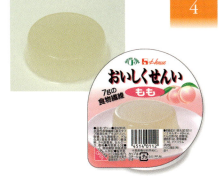

4 おいしくせんい もも
ハウス食品株式会社

■栄養価（1個63g当たり）	
エネルギー（kcal）	49
（kcal/100g）	78
水　分　量（g）	47.0
たんぱく質（g）	0.0
脂　　質（g）	0.0
炭水化物（g）	15.9
P：F：C（%）	0：0：100

■食品物性		
かたさ（N/m²）		15,104
凝集性		0.15
付着性（J/m³）		218
離水率（%）	表面	3.5
	内部	20.5

内部離水率が20%を超えるためコード4に分類．

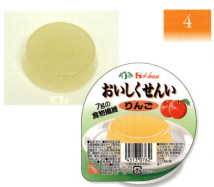

4 おいしくせんい りんご
ハウス食品株式会社

■栄養価（1個63g当たり）	
エネルギー（kcal）	49
（kcal/100g）	78
水　分　量（g）	47.1
たんぱく質（g）	0.0
脂　　質（g）	0.0
炭水化物（g）	15.9
P：F：C（%）	0：0：100

■食品物性		
かたさ（N/m²）		15,995
凝集性		0.15
付着性（J/m³）		214
離水率（%）	表面	3.4
	内部	19.5

同シリーズの内部離水率が20%を超えるためコード4に分類．

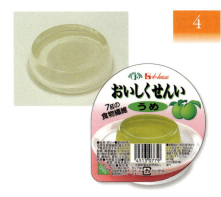

4 おいしくせんい うめ
ハウス食品株式会社

■栄養価（1個63g当たり）	
エネルギー（kcal）	46
（kcal/100g）	73
水　分　量（g）	47.8
たんぱく質（g）	0.0
脂　　質（g）	0.0
炭水化物（g）	15.1
P：F：C（%）	0：0：100

■食品物性		
かたさ（N/m²）		12,488
凝集性		0.15
付着性（J/m³）		194
離水率（%）	表面	4.0
	内部	20.2

内部離水率が20%を超えるためコード4に分類．

4 やさしくラクケア まるで果物のようなゼリー みかん

ハウス食品株式会社

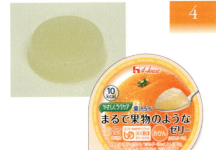

■栄養価（1個60g当たり）

エネルギー（kcal)	10
（kcal/100g）	17
水 分 量（g）	53.9
たんぱく質（g）	0.0
脂 質（g）	0.0
炭 水 化 物（g）	5.6
P：F：C（%）	0：0：100

■食品物性

かたさ（N/m²）		3,958
凝集性		0.28
付着性（J/m³）		173
離水率 (%)	表面	4.7
	内部	30.7

内部離水率が20%を超えるためコード4に分類.

4 やさしくラクケア まるで果物のようなゼリー りんご

ハウス食品株式会社

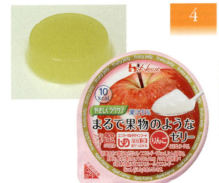

■栄養価（1個60g当たり）

エネルギー（kcal)	10
（kcal/100g）	17
水 分 量（g）	53.5
たんぱく質（g）	0.0
脂 質（g）	0.0
炭 水 化 物（g）	5.9
P：F：C（%）	0：0：100

■食品物性

かたさ（N/m²）		4,287
凝集性		0.25
付着性（J/m³）		189
離水率 (%)	表面	1.8
	内部	35.2

内部離水率が20%を超えるためコード4に分類.

4 やさしくラクケア まるで果物のようなゼリー もも

ハウス食品株式会社

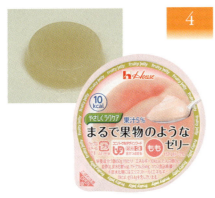

■栄養価（1個60g当たり）

エネルギー（kcal)	10
（kcal/100g）	17
水 分 量（g）	53.9
たんぱく質（g）	0.0
脂 質（g）	0.0
炭 水 化 物（g）	5.6
P：F：C（%）	0：0：100

■食品物性

かたさ（N/m²）		3,613
凝集性		0.21
付着性（J/m³）		77
離水率 (%)	表面	2.9
	内部	22.6

内部離水率が20%を超えるためコード4に分類.

4 やさしくラクケア まるで果物のようなゼリー メロン

ハウス食品株式会社

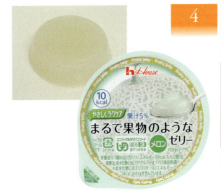

■栄養価（1個60g当たり）

エネルギー（kcal)	10
（kcal/100g）	17
水 分 量（g）	52.7
たんぱく質（g）	0.0
脂 質（g）	0.0
炭 水 化 物（g）	6.8
P：F：C（%）	0：0：100

■食品物性

かたさ（N/m²）		6,722
凝集性		0.19
付着性（J/m³）		45
離水率 (%)	表面	0.7
	内部	13.4

同シリーズの内部離水率が20%を超えるためコード4に分類.

4 やさしくラクケア まるで果物のようなゼリー 洋なし
ハウス食品株式会社

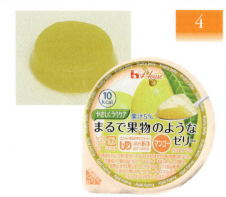

■栄養価（1個60g当たり）

エネルギー（kcal）	10
（kcal/100g）	17
水　分　量（g）	53.8
たんぱく質（g）	0.0
脂　　質（g）	0.0
炭水化物（g）	5.6
P：F：C（%）	0：0：100

■食品物性

かたさ（N/m²）		4,509
凝集性		0.20
付着性（J/m³）		109
離水率	表面	2.9
（%）	内部	26.4

内部離水率が20％を超えるためコード4に分類．

---

4 やさしくラクケア まるで果物のようなゼリー マンゴー
ハウス食品株式会社

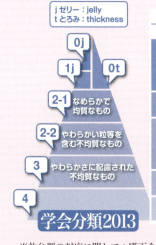

■栄養価（1個60g当たり）

エネルギー（kcal）	10
（kcal/100g）	17
水　分　量（g）	53.8
たんぱく質（g）	0.0
脂　　質（g）	0.0
炭水化物（g）	5.9
P：F：C（%）	0：0：100

■食品物性

かたさ（N/m²）		6,722
凝集性		0.17
付着性（J/m³）		72
離水率	表面	2.1
（%）	内部	18.2

同シリーズの内部離水率が20％を超えるためコード4に分類．

COLUMN 学会分類2013と他分類の対応

jゼリー：jelly
tとろみ：thickness

学会分類2013 コード		名称	嚥下食ピラミッド	許可基準	UDF区分	スマイルケア食
0	j	嚥下訓練食品j	L0（開始食）	Ⅰ	－	ゼリー状 C
	t	嚥下訓練食品t	L3の一部（とろみ水）	－	－	－
1	j	嚥下調整食1j	L1・L2（嚥下食Ⅰ・Ⅱ）	Ⅱ	区分4 かまなくてよい	ムース状 B
2	1	嚥下調整食2	L3（嚥下食Ⅲ）	Ⅱ	区分4 かまなくてよい	ペースト状 A
	2			Ⅲ		
3		嚥下調整食3	L4（移行食）	－	区分3 舌でつぶせる	舌でつぶせる C
4		嚥下調整食4	L4（移行食）	－	区分2 歯ぐきでつぶせる / 区分1の一部	歯ぐきでつぶせる B / 弱い力でかめる A

ピラミッド：
- 0j
- 1j / 0t
- 2-1 なめらかで均質なもの
- 2-2 やわらかい粒等を含む不均質なもの
- 3 やわらかさに配慮された不均質なもの
- 4

※他分類の対応に関して：嚥下食ピラミッド，えん下困難者用食品許可基準，UDF区分は「学会分類2013（食事）早見表」を，スマイルケア食は「スマイルケア食の選び方」（農林水産省，p.3）を参考にヘルシーフード株式会社が作成したものです．
※学会分類2013に対応する内容のみ記載しておりますので，嚥下食ピラミッド「L5普通食」，スマイルケア食「青D（介護予防のための食品）」の記載は割愛しております．
※学会分類2013に対応していない場合は「―」を記載しています．

（ヘルシーネットワーク誌より許可を得て掲載）

【資料】学会分類 2013 早見表

■学会分類 2013（食事）早見表（注釈は右ページ下）

コード		名称	形態	目的・特色	主食の例	必要な咀嚼能力	他の分類との対応
0	j	嚥下訓練食品 0j	均質で，付着性・凝集性・かたさに配慮したゼリー 離水が少なく，スライス状にすくうことが可能なもの	重度の症例に対する評価・訓練用 少量をすくってそのまま丸呑み可能 残留した場合にも吸引が容易 たんぱく質含有量が少ない		（若干の送り込み能力）	嚥下食ピラミッドL0 えん下困難者用食品許可基準Ⅰ
0	t	嚥下訓練食品 0t	均質で，付着性・凝集性・かたさに配慮したとろみ水（原則的には，中間のとろみあるいは濃いとろみ*のどちらかが適している）	重度の症例に対する評価・訓練用 少量ずつ飲むことを想定 ゼリー丸呑みで誤嚥したりゼリーが口中で溶けてしまう場合 たんぱく質含有量が少ない		（若干の送り込み能力）	嚥下食ピラミッドL3の一部（とろみ水）
1	j	嚥下調整食 1j	均質で，付着性，凝集性，かたさ，離水に配慮したゼリー・プリン・ムース状のもの	口腔外で既に適切な食塊状となっている（少量をすくってそのまま丸呑み可能） 送り込む際に多少意識して口蓋に舌を押しつける必要がある 0jに比し表面のざらつきあり	おもゆゼリー，ミキサー粥のゼリー など	（若干の食塊保持と送り込み能力）	嚥下食ピラミッドL1・L2 えん下困難者用食品許可基準Ⅱ UDF区分4（ゼリー状） (UDF：ユニバーサルデザインフード)
2	1	嚥下調整食 2-1	ピューレ・ペースト・ミキサー食など，均質でなめらかで，べたつかず，まとまりやすいもの スプーンですくって食べることが可能なもの	口腔内の簡単な操作で食塊状となるもの（咽頭では残留，誤嚥をしにくいように配慮したもの）	粒がなく，付着性の低いペースト状のおもゆや粥	（下顎と舌の運動による食塊形成能力および食塊保持能力）	嚥下食ピラミッドL3 えん下困難者用食品許可基準Ⅱ・Ⅲ UDF区分4
2	2	嚥下調整食 2-2	ピューレ・ペースト・ミキサー食などで，べたつかず，まとまりやすいもので不均質なものも含む スプーンですくって食べることが可能なもの		やや不均質（粒がある）でもやわらかく，離水もなく付着性も低い粥類		
3		嚥下調整食 3	形はあるが，押しつぶしが容易，食塊形成や移送が容易，咽頭でばらけず嚥下しやすいように配慮されたもの 多量の離水がない	舌と口蓋間で押しつぶしが可能なもの 押しつぶしや送り込みの口腔操作を要し（あるいはそれらの機能を賦活し），かつ誤嚥のリスク軽減に配慮がなされているもの	離水に配慮した粥 など	舌と口蓋間の押しつぶし能力以上	嚥下食ピラミッドL4 高齢者ソフト食 UDF区分3
4		嚥下調整食 4	かたさ・ばらけやすさ・貼りつきやすさなどのないもの 箸やスプーンで切れるやわらかさ	誤嚥と窒息のリスクを配慮して素材と調理方法を選んだもの 歯がなくても対応可能だが，上下の歯槽提間で押しつぶすあるいはすりつぶすことが必要で舌と口蓋間で押しつぶすことは困難	軟飯・全粥 など	上下の歯槽提間の押しつぶし能力以上	嚥下食ピラミッドL4 高齢者ソフト食 UDF区分2およびUDF区分1の一部

■学会分類 2013（とろみ）早見表

	段 階 1 薄いとろみ Mildly thick	段 階 2 中間のとろみ Moderately thick	段 階 3 濃いとろみ Extremely thick
英語表記	Mildly thick	Moderately thick	Extremely thick
性状の説明 （飲んだとき）	「drink」するという表現が適切なとろみの程度 口に入れると口腔内に広がる液体の種類・味や温度によっては、とろみが付いていることがあまり気にならない場合もある 飲み込む際に大きな力を要しない ストローで容易に吸うことができる	明らかにとろみがあることを感じ、かつ、「drink」するという表現が適切なとろみの程度 口腔内での動態はゆっくりですぐには広がらない 舌の上でまとめやすい ストローで吸うのは抵抗がある	明らかにとろみが付いていて、まとまりがよい 送り込むのに力が必要 スプーンで「eat」するという表現が適切なとろみの程度 ストローで吸うことは困難
性状の説明 （見たとき）	スプーンを傾けるとすっと流れ落ちる フォークの歯の間から素早く流れ落ちる カップを傾け、流れ出た後には、うっすらと跡が残る程度の付着	スプーンを傾けるととろとろと流れる フォークの歯の間からゆっくりと流れ落ちる カップを傾け、流れ出た後には、全体にコーティングしたように付着	スプーンを傾けても、形状がある程度保たれ、流れにくい フォークの歯の間から流れ出ない カップを傾けても流れ出ない （ゆっくりと塊となって落ちる）
粘度（mPa·s）	50〜150	150〜300	300〜500
LST 値（mm）	36〜43	32〜36	30〜32

学会分類 2013 は，概説・総論，学会分類 2013（食事），学会分類 2013（とろみ）から成り，それぞれの分類には早見表を作成した．
本表は学会分類 2013（とろみ）の早見表である．本表を使用するにあたっては必ず「嚥下調整食学会分類 2013」の本文を熟読されたい．
粘度：コーンプレート型回転粘度計を用い，測定温度 20℃，ずり速度 50 s^{-1} における 1 分後の粘度測定結果．
LST 値：ラインスプレッドテスト用プラスチック測定板を用いて内径 30 mm の金属製リングに試料を 20 ml 注入し，30 秒後にリングを持ち上げ，30 秒後に試料の広がり距離を 6 点測定し，その平均値を LST 値とする．
注 1．LST 値と粘度は完全には相関しない．そのため，とくに境界値付近においては注意が必要である．
注 2．ニュートン流体では LST 値が高く出る傾向があるため注意が必要である．

■学会分類 2013（食事）早見表（左ページ）の注釈
学会分類 2013 は，概説・総論，学会分類 2013（食事），学会分類 2013（とろみ）から成り，それぞれの分類には早見表を作成した．
本表は学会分類 2013（食事）の早見表である．本表を使用するにあたっては必ず「嚥下調整食学会分類 2013」の本文を熟読されたい．
*上記 0t の「中間のとろみ・濃いとろみ」については，学会分類 2013（とろみ）を参照されたい．
本表に該当する食事において，汁物を含む水分には原則とろみを付ける．
　ただし，個別に水分の嚥下評価を行ってとろみ付けが不要と判断された場合には，その原則は解除できる．
他の分類との対応については，学会分類 2013 との整合性や相互の対応が完全に一致するわけではない．

＊　　＊　　＊

■学会分類 2013 早見表の使用に関して
『日摂食嚥下リハ会誌，17(3)：255〜267，2013』，または日本摂食嚥下リハビリテーション学会ホームページ：http://www.jsdr.or.jp/doc/doc_manual1.html『嚥下調整食学会分類 2013』を必ずご参照ください．

販売会社別製品名さくいん

株式会社大塚製薬工場
本社　〒772-8601　徳島県鳴門市撫養町立岩字芥原115　Tel.088-685-1151(代表)　Fax.088-685-7667
http://www.otsukakj.jp/index.cgi
- 2-1 OS-1 ゼリー……………………………99
- 01 エンゲリード　アップルゼリー……………46

亀田製菓株式会社
本社　〒950-0198　新潟県新潟市江南区亀田工業団地 3-1-1　Tel.0120-24-8880（商品の問合せ［一般向け］)、025-382-2111（代表）
http://www.kamedaseika.co.jp/
- 3 ふっくら梅がゆ………………………… 120
- 3 ふっくらおはぎ………………………… 121
- 3 ふっくら白がゆ………………………… 120
- 3 ふっくら海苔がゆ……………………… 120

キッセイ薬品工業株式会社
本社　〒399-8710　長野県松本市芳野 19 番 48 号　Tel.0120-515-260（食品の問合せ［ヘルスケア事業部お客様相談センター]）、0263-25-9081（代表）
http://www.kissei.co.jp/
- 1f えねぱくゼリー　白ぶどう………………68
- 1f えねぱくゼリー　トロピカルフルーツ……68
- 1f えねぱくゼリー　りんご…………………69
- 01 キッセイのフルーツゼリー　巨峰味………48
- 01 キッセイのフルーツゼリー　ブルーベリー味…47
- 01 キッセイのフルーツゼリー　みかん味……47
- 01 キッセイのフルーツゼリー　もも味………47
- 01 キッセイのフルーツゼリー　りんご味……48
- 1f ソフトアガロリー　アセロラ……………92
- 1f ソフトアガロリー　キウイ………………91
- 1f ソフトアガロリー　パイナップル………91
- 1f ソフトアガロリー　ぶどう………………90
- 1f ソフトアガロリー　マンゴー……………91
- 1f ソフトアガロリー　メロン………………90
- 1f ソフトアガロリー　ゆず…………………90
- 1f ソフトアガロリー　洋ナシ………………91
- 1f ソフトカップ　プレーン…………………65
- 2-1 のみや水………………………………98
- 1f ムースアガロリー　いちごミルク味……92
- 1f ムースアガロリー　バナナ味……………92
- 1f ムースアガロリー　ブルーベリー味……93
- 1f ムースアガロリー　プレーンヨーグルト味……92
- 1f ムースアガロリー　マンゴー味…………93
- 1f やわらかカップ　エビチリ風味…………76
- 1f やわらかカップ　カレー風味……………76
- 3 やわらかカップ　さばの味噌煮風味……121
- 1f やわらかカップ　ビーフシチュー風味…75
- 3 やわらかカップ　ぶり大根風味…………121

株式会社クリニコ
本社　〒153-0063　東京都目黒区目黒 4-4-22　Tel.0120-52-0050（商品問合せ）、03-3793-4101（本社代表）
http://www.clinico.co.jp/index.html
- 1f エンジョイカップゼリー　あずき味………61
- 1f エンジョイカップゼリー　いちご味………59
- 1f エンジョイカップゼリー　キャラメル味…60
- 1f エンジョイカップゼリー　コーヒー味……60
- 1f エンジョイカップゼリー　マンゴー味……60
- 1f エンジョイカップゼリー　りんご味………60
- 1f エンジョイコラーゲンゼリー　ピーチ……68
- 1f エンジョイコラーゲンゼリー　ぶどう……68
- 1f エンジョイゼリー　あずき味……………59
- 1f エンジョイゼリー　いちご味……………58
- 1f エンジョイゼリー　コーヒー味…………58
- 1f エンジョイゼリー　スイートポテト味…59
- 1f エンジョイゼリー　チョコレート味……58
- 1f エンジョイゼリー　バナナ味……………58
- 1f エンジョイゼリー　プレーン……………57
- 1f エンジョイゼリー　抹茶味………………59
- 1f エンジョイ小さなハイカロリーゼリー　もも味…75
- 1f エンジョイ小さなハイカロリーゼリー　りんご味………………………………75
- 01 ビタミンサポートゼリー　みかん味…48
- 3 豆の富……………………………………121
- 1f 和風だし香る茶碗蒸し かに風味…………78

日清オイリオグループ株式会社
本社　〒104-8285　東京都中央区新川一丁目 23 番 1 号　Tel.03-3206-5452（業務用製品の問合せ［病院・施設向け］)、0120-016-024（商品・サービスの問合せ［一般向け]）、03-3206-5005（代表）
http://www.nisshin-oillio.com/

製品名	ページ
MCT トウフィール	54
エネプリン　いちご味	84
エネプリン　かぼちゃ味	85
エネプリン　パイン味	85
エネプリン　ぶどう味	84
エネプリン　マンゴー味	85
エネプリン　みかん味	84
エネプリン　りんご味	84
ごまトウフィール	54
トウフィール	54
トウフィール　うまみだし味	54
プロキュア　プチプリン　あずき風味	74
プロキュア　プチプリン　キャラメル風味	74
プロキュア　プチプリン　バナナ風味	74
レナケアー　シルキー	55

ニュートリー株式会社

本社　〒510-0013　三重県四日市市富士町 1-122
Tel.03-3206-0107（製品問合せ［病院・施設向け］），0120-200-181（製品問合せ［一般向け］），059-331-0727（代），Fax.03-3206-0108（製品問合せ［病院・施設向け］），0120-219-015（製品問合せ［一般向け］），059-331-3848（代表）
http://www.nutri.co.jp/index.html

製品名	ページ
V CRESC CP10 JELLY	49
V CRESC JELLY　キャロット	48
V CRESC JELLY　キャロット　ブリック	49
V CRESC JELLY　マンゴー	49
V CRESC JELLY　りんご	48
アイオールソフト	65
アイオールソフト 120	65
アイオールソフト　ブリック	65
アイソトニックグリーンゼリー 100mL	99
アイソトニックグリーンゼリー 150mL	100
アイソトニックゼリー	99
アイソトニックゼリー　ミニ	99
アイソフォーゼリー	100
はい！ババロア　ストロベリー味	85
はい！ババロア　チョコレート	86
ブレンダー食　かぼちゃと白身魚の煮物	117
ブレンダー食　牛肉と野菜の合せ煮	117
ブレンダー食　鶏肉のけんちん風煮込み	112
ブレンダー食　鶏肉のロールキャベツ	117
ブレンダー食　白身魚と里芋のそぼろ煮	112
ブレンダー食　肉と豆腐のあんかけ	112
ブレンダー食ミニ　鰹の生姜煮	118
ブレンダー食ミニ　カボチャの含め煮	113
ブレンダー食ミニ　里芋とイカの煮物	119
ブレンダー食ミニ　すき焼き	118
ブレンダー食ミニ　大根のそぼろ煮	119
ブレンダー食ミニ　筑前煮	119
ブレンダー食ミニ　肉じゃが	118
ブレンダー食ミニ　ビーフシチュー	118
ブレンダー食ミニ　野菜のクリーム煮	112
ブロッカ Zn　青りんご	66
ブロッカ Zn　甘酒	67
ブロッカ Zn　いちご	67
ブロッカ Zn　オレンジ	66
ブロッカ Zn　グレープ	66
ブロッカ Zn　コーヒー	67
ブロッカ Zn　ピーチ	66
ブロッカ Zn　ゆず	67
らくらくごっくんゼリー　グレープ味	101
らくらくごっくんゼリー　みかん味	100
らくらくごっくんゼリー　ラムネ味	101
らくらくごっくんゼリー　緑茶味	101
らくらくごっくんゼリー　りんご味	100

ネスレ日本株式会社

本社　〒651-0087　神戸市中央区御幸通 7-1-15
Tel.0120-3838-59（栄養補助食品について），078-230-7000（代表）　Fax.078-230-7100（代表）
http://www.nestle.co.jp/

製品名	ページ
アイソカルジェリー　Arg　青りんご味	64
アイソカルジェリー　Arg　きいちご味	64
アイソカルジェリー　Arg　みかん味	64
アイソカルジェリー　HC　あずき味	61
アイソカルジェリー　HC　きなこ味	62
アイソカルジェリー　HC　黒糖風味	62
アイソカルジェリー　HC　スイートポテト味	61
アイソカルジェリー　HC　チョコレート味	62
アイソカルジェリー　HC　とうふ味	61
アイソカルジェリー　PCF　オレンジ味	63
アイソカルジェリー　PCF　ストロベリー味	62
アイソカルジェリー　PCF　バナナ味	63
アイソカルジェリー　PCF　マスカット味	63

| 1f | アイソカルジェリー　PCF　ミックスフルーツ味 …… 64
| 1f | アイソカルジェリー　PCF　もも味 …… 63
| 0i | アイソカルジェリー　くりん　ぶどう味 …… 46
| 0i | アイソカルジェリー　くりん　みかん味 …… 46

ハウス食品株式会社
東京本社　〒102-8560　東京都千代田区紀尾井町6番3号　Tel.050-3786-1231（ケアフード商品問合せ），03-3264-1231（大代表）
http://housefoods.jp/index.html

| 1f | おいしくサポート　エネルギーゼリー　甘夏みかん味 …… 88
| 1f | おいしくサポート　エネルギーゼリー　梅味 …… 87
| 1f | おいしくサポート　エネルギーゼリー　巨峰味 …… 86
| 1f | おいしくサポート　エネルギーゼリー　梨味 …… 87
| 1f | おいしくサポート　エネルギーゼリー　はちみつレモン味 …… 88
| 1f | おいしくサポート　エネルギーゼリー　ミックスベリー味 …… 87
| 1f | おいしくサポート　エネルギーゼリー　もも味 …… 86
| 1f | おいしくサポート　エネルギーゼリー　ゆず味 …… 87
| 1f | おいしくサポート　エネルギーゼリー　ラムネ味 …… 88
| 1f | おいしくサポート　エネルギーゼリー　りんご味 …… 86
| 1f | おいしくサポートゼリー　イチゴ …… 69
| 1f | おいしくサポートゼリー　コーヒー …… 69
| 1f | おいしくサポートゼリー　バナナ …… 69
| 1f | おいしくサポートゼリー　抹茶ミルク風味 …… 70
| 1f | おいしくサポートゼリー　ミルクティ風味 …… 70
| 1f | おいしくサポートゼリー　ヨーグルト風味 …… 70
| 4 | おいしくせんい　うめ …… 123
| 1f | おいしくせんい　黒豆ココアプリン …… 95
| 1f | おいしくせんい　マンゴープリン …… 95
| 4 | おいしくせんい　もも …… 123
| 4 | おいしくせんい　りんご …… 123
| 1f | おいしくビタミン　青リンゴ …… 96
| 1f | おいしくビタミン　アセロラ …… 96
| 1f | おいしくビタミン　オレンジ …… 95
| 1f | おいしくビタミン　はちみつ&レモン …… 97
| 1f | おいしくビタミン　ブルーベリー …… 96
| 1f | おいしくビタミン　マスカット …… 96
| 1f | おいしくミネラル　カルシウムプリン …… 94
| 1f | おいしくミネラル　ヘム鉄プリン　ココア風味 …… 95
| 2-1 | トロミ飲料　おいしくむぎ茶 …… 104
| 1f | やさしくラクケア　20kcal　黒ごまプリン …… 94
| 1f | やさしくラクケア　20kcal　チョコプリン …… 94
| 1f | やさしくラクケア　20kcal　プリンカスタード味 …… 94
| 1f | やさしくラクケア　クリーミープリン　カスタード風味 …… 93
| 1f | やさしくラクケア　クリーミープリン　チーズケーキ風味 …… 93
| 2-1 | やさしくラクケア　とろとろ煮込みのクリームシチュー …… 105
| 2-1 | やさしくラクケア　とろとろ煮込みのすき焼き …… 105
| 2-1 | やさしくラクケア　とろとろ煮込みの肉じゃが …… 105
| 2-1 | やさしくラクケア　とろとろ煮込みのビーフカレー …… 106
| 4 | やさしくラクケア　まるで果物のようなゼリー　マンゴー …… 125
| 4 | やさしくラクケア　まるで果物のようなゼリー　みかん …… 124
| 4 | やさしくラクケア　まるで果物のようなゼリー　メロン …… 124
| 4 | やさしくラクケア　まるで果物のようなゼリー　もも …… 124
| 4 | やさしくラクケア　まるで果物のようなゼリー　洋なし …… 125
| 4 | やさしくラクケア　まるで果物のようなゼリー　りんご …… 124
| 1f | やさしくラクケア　やわらかごま豆腐 …… 83
| 1f | やさしくラクケア　やわらかゼリー　みたらし団子味 …… 83
| 1f | やさしくラクケア　やわらか玉子豆腐 …… 82
| 1f | やさしくラクケア　やわらかプリン　カスタード味 …… 83
| 1f | やさしくラクケア　やわらかプリン　抹茶味 …… 83
| 1f | やわらか倶楽部　HOT　カレー味 …… 76
| 1f | やわらか倶楽部　HOT　クリームシチュー味 …… 77
| 1f | やわらか倶楽部　HOT　すき焼き味 …… 77
| 1f | やわらか倶楽部　HOT　ハンバーグ味 …… 76
| 1f | やわらか倶楽部　HOT　ビーフシチュー味 …… 77

- やわらか倶楽部　きんとき鯛風味·················· 77
- やわらか倶楽部　鶏風味······························· 78
- やわらか倶楽部　ほたて風味························ 78

バランス株式会社
本社　〒930-0813　富山県富山市下赤江町1丁目6番34号　Tel.0120-144-817（お客様相談室），076-441-4460（代表）　Fax.076-431-0264
http://www.balance-b.jp/
- おいしいプロテインゼリー　赤ぶどう味········ 71
- おいしいプロテインゼリー　いちご味············ 70
- おいしいプロテインゼリー　パイン&オレンジ味
  ··· 71
- おいしいプロテインゼリー　バナナ&ピーチ味
  ··· 72
- おいしいプロテインゼリー　ミックスフルーツ味
  ··· 71
- おいしいプロテインゼリー　メロン味············ 71
- パワミナ200Jelly バナナ風味····················· 103
- パワミナ200Jelly いちご風味······················ 104
- パワミナ200Jelly メロン風味······················ 104
- やさしく・おいしく　水分補給···················· 102
- やさしく・おいしく　ビタミンプラス亜鉛補給　青リンゴ味·· 103
- やさしく・おいしくエネルギー補給　ミックスフルーツ味··· 103
- やさしく・おいしく鉄分補給　ミックスキャロット味··· 103
- ラクーナ飲むゼリー3S　白ぶどう風味········ 102
- ラクーナ飲むゼリー3S　もも風味··············· 102
- ラクーナ飲むゼリー3S　ゆず風味··············· 102
- ラクーナ飲むゼリー3S　りんご風味············ 101

株式会社フードケア
本社　〒252-0143　神奈川県相模原市緑区橋本4-19-16　OMGビル　Tel.042-700-0555（問合せ）　Fax.042-700-7444
http://www.food-care.co.jp/index.html
- アクアジュレ·· 98
- アクアジュレパウチ······································· 98
- エネリッチ　いちご味································· 122
- エネリッチ　オレンジ味····························· 122
- エネリッチ　ぶどう味································· 122

- エプディッシュ　とうふタイプ····················· 53
- エプリッチ　あずき風味······························· 52
- エプリッチ　イチゴ風味······························· 51
- エプリッチ　きな粉風味······························· 53
- エプリッチ　栗ようかん風味························ 53
- エプリッチ　コーヒー風味···························· 52
- エプリッチ　バナナ風味······························· 51
- エプリッチ　ブドウ風味······························· 52
- エプリッチ　プリン風味······························· 53
- エプリッチ　プレーン·································· 51
- エプリッチ　メロン風味······························· 52
- レピオスゼリー　ミックスフルーツ風味········ 50
- レピオスゼリー　メロン風味························ 49

ヘルシーフード株式会社
本社　〒191-0024　東京都日野市万願寺1-34-3
Tel.042-581-1191（医療・介護関係者問合せ），042-581-1191（代表）　Fax.042-581-2170
http://www.healthy-food.co.jp/
- 快食応援団なめらかおかゆ·························· 104
- 快食応援団なめらかおじや·························· 105

ホリカフーズ株式会社
本社　〒949-7492　新潟県魚沼市堀之内286番地
Tel.025-794-5536（オクノス製品問合せ），025-794-2211（代表）　Fax.025-794-3225
http://www.foricafoods.co.jp/index.html
- OKUNOS　栄養支援　茶碗蒸し　かつお風味··· 78
- OKUNOS　栄養支援　茶碗蒸し　たい風味······ 79
- OKUNOS　栄養支援　茶碗蒸し　ほたて風味··· 79
- OKUNOS　栄養支援　茶碗蒸し　まつたけ風味
  ··· 79
- OKUNOS　栄養支援デザート　あずき············ 81
- OKUNOS　栄養支援デザート　いちご風味····· 82
- OKUNOS　栄養支援デザート　かぼちゃ········ 81
- OKUNOS　栄養支援デザート　ばなな風味····· 82
- OKUNOS　栄養支援デザート　ほうれんそう··· 81
- OKUNOS　栄養支援デザート　もも風味········ 82
- OKUNOS　カロリー&カルシウム　いちご味······ 88
- OKUNOS　カロリー&カルシウム　黄桃味········ 89
- OKUNOS　カロリー&カルシウム　ぶどう味······ 89
- OKUNOS　カロリー&カルシウム　みかん味······ 89
- OKUNOS　カロリー&カルシウム　メロン味······ 90

| OKUNOS　カロリー&カルシウム　もも味………89
| OKUNOS　ぬくもりミキサー　いわし梅煮……106
| OKUNOS　ぬくもりミキサー　うぐいす豆煮‥107
| OKUNOS　ぬくもりミキサー　コーンサラダ‥107
| OKUNOS　ぬくもりミキサー　ごぼうサラダ‥107
| OKUNOS　ぬくもりミキサー　白がゆ………116
| OKUNOS　ぬくもりミキサー　筍おかか煮……106
| OKUNOS　ぬくもりミキサー　照焼チキン……106
| OKUNOS　ぬくもりミキサーフルーツ　キイウフルーツ………………………………………114
| OKUNOS　ぬくもりミキサーフルーツ　白桃………………………………………………114
| OKUNOS　ぬくもりミキサーフルーツ　バナナ………………………………………………113
| OKUNOS　ぬくもりミキサーフルーツ　ぶどう………………………………………………113
| OKUNOS　ぬくもりミキサーフルーツ　フルーツ野菜………………………………………115
| OKUNOS　ぬくもりミキサーフルーツ　マンゴー………………………………………………114
| OKUNOS　ぬくもりミキサーフルーツ　みかん………………………………………………113
| OKUNOS　ぬくもりミキサーフルーツ　洋梨………………………………………………115
| OKUNOS　ぬくもりミキサーフルーツ　りんご………………………………………………114
| OKUNOS　プリン状おかゆ………………75
| おいしくミキサー　芋きんとん……………110
| おいしくミキサー　いわし梅煮……………107
| おいしくミキサー　いんげんのごま和え………110
| おいしくミキサー　きんぴらごぼう…………109
| おいしくミキサー　鶏肉のトマト煮…………108
| おいしくミキサー　里芋の煮ころがし………109
| おいしくミキサー　鯖の味噌煮………………108
| おいしくミキサー　白がゆ……………………116
| おいしくミキサー　白花豆煮…………………109
| おいしくミキサー　大学いも…………………110
| おいしくミキサー　大豆の煮物………………109
| おいしくミキサー　だし巻卵…………………108
| おいしくミキサー　玉子がゆ…………………116
| おいしくミキサー　トマトのサラダ……………110
| おいしくミキサー　鶏だしがゆ…………………117
| おいしくミキサー　豚肉のやわらか煮…………108
| おいしくミキサー　ぶどう……………………111
| おいしくミキサー　ブロッコリーのサラダ……111
| おいしくミキサー　みかん……………………111
| おいしくミキサー　洋梨………………………111
| オクノス　豆腐寄せ　えび……………………80
| オクノス　豆腐寄せ　かに……………………80
| オクノス　豆腐寄せ　ごま……………………81
| オクノス　豆腐寄せ　さけ……………………79
| オクノス　豆腐寄せ　ささみ…………………80
| オクノス　豆腐寄せ　しょうが…………………80
| たんぱくゼリー・セブン　いちご味……………72
| たんぱくゼリー・セブン　うめ味………………73
| たんぱくゼリー・セブン　オレンジ味…………72
| たんぱくゼリー・セブン　黒蜜味………………73
| たんぱくゼリー・セブン　コーヒー味…………73
| たんぱくゼリー・セブン　パイン味……………72
| たんぱくゼリー・セブン　焼りんご味…………73
| たんぱくゼリー・セブン　レモンティー味……74

株式会社明治

本社　〒104-8306　東京都中央区京橋2丁目2番1号　Tel.0120-201-369（栄養食品・流動食の問合せ［一般向け］），03-5653-0301（総務法務部）
http://www.meiji.co.jp/

| 明治メイバランス　ブリックゼリー　あずき味…56
| 明治メイバランス　ブリックゼリー　杏仁豆腐味………………………………………………57
| 明治メイバランス　ブリックゼリー　コーヒー味………………………………………………56
| 明治メイバランス　ブリックゼリー　ストロベリー味………………………………………………55
| 明治メイバランス　ブリックゼリー　バナナ味…55
| 明治メイバランス　ブリックゼリー　ぶどう味…57
| 明治メイバランス　ブリックゼリー　プリン味…57
| 明治メイバランス　ブリックゼリー　プレーン…55
| 明治メイバランス　ブリックゼリー　みかん味‥56
| 明治メイバランス　ブリックゼリー　メロン味…56

＊　　＊　　＊

※問合せ先等の情報は2018年8月時点のものです．

【編著者略歴】

栢下 淳(かやした じゅん)

- 1988年　徳島大学医学部栄養学科卒業
- 1990年　徳島大学大学院栄養学研究科修士課程修了
- 1999年　博士（栄養学）
- 2005年　県立広島大学人間文化学部健康科学科准教授
- 2009年　県立広島大学人間文化学部健康科学科教授
　　　　 県立広島大学大学院総合学術研究科教授兼任

藤島一郎(ふじしま いちろう)

- 1975年　東京大学農学部卒業
- 1982年　浜松医科大学医学部卒業
- 同　年　浜松医科大学脳神経外科
- 1988年　東京大学医学部附属病院リハビリテーション部
- 1989年　聖隷三方原病院リハビリテーション診療科
- 2002年　同，リハビリテーションセンター長
- 2008年　浜松市リハビリテーション病院・病院長
- 2008年　若月賞受賞
- 2010年2月〜2016年2月　日本嚥下医学会理事長（以降，現在まで理事長相談役）

嚥下調整食　学会分類2013に基づく
市販食品300　2018年データ更新版　ISBN978-4-263-70732-6

2015年9月15日　第1版第1刷発行
2018年9月10日　第2版第1刷発行（改題）

編著者　栢　下　　　淳
　　　　藤　島　一　郎
発行者　白　石　泰　夫
発行所　医歯薬出版株式会社

〒113-8612　東京都文京区本駒込1-7-10
TEL.（03）5395-7626（編集）・7616（販売）
FAX.（03）5395-7624（編集）・8563（販売）
https://www.ishiyaku.co.jp/
郵便振替番号 00190-5-13816

乱丁，落丁の際はお取り替えいたします　　　印刷・あづま堂印刷／製本・皆川製本所

© Ishiyaku Publishers, Inc., 2015, 2018. Printed in Japan

本書の複製権・翻訳権・翻案権・上映権・譲渡権・貸与権・公衆送信権（送信可能化権を含む）・口述権は，医歯薬出版(株)が保有します．
本書を無断で複製する行為（コピー，スキャン，デジタルデータ化など）は，「私的使用のための複製」などの著作権法上の限られた例外を除き禁じられています．また私的使用に該当する場合であっても，請負業者等の第三者に依頼し上記の行為を行うことは違法となります．

|JCOPY|＜出版者著作権管理機構 委託出版物＞

本書をコピーやスキャン等により複製される場合は，そのつど事前に出版者著作権管理機構（電話 03-3513-6969，FAX 03-3513-6979，e-mail : info@jcopy.or.jp）の許諾を得てください．

回復期リハ病棟での嚥下調整食に焦点を当てた選りすぐりレシピ集！

嚥下調整食　学会分類2013に基づく

回復期リハビリテーション病棟の 嚥下調整食レシピ集 105

栢下 淳・髙山 仁子　編著

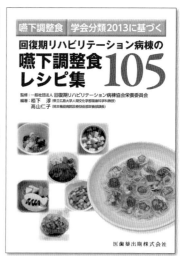

◆ B5判／136頁／カラー／定価（本体3,200円＋税）
◆ ISBN978-4-263-70676-3

- 平成28年医療保険診療報酬改定により，摂食嚥下障害患者への栄養指導料が算定可能となり，また回復期病棟でも嚥下障害患者数は増加の一途にある．

- 注目される嚥下調整食について，約20の病院から本当においしいレシピを100以上選りすぐって紹介．「嚥下調整食 学会分類2013」に対応した内容で，回復期リハ病棟での嚥下調整食に焦点を当てた実践的な一冊．

主な目次

1. 回復期リハビリテーション病棟について
2. 回復期リハビリテーション病棟における嚥下調整食の位置付け
3. おいしい嚥下調整食とは（作製のコツ）
4. 学会分類2013の考え方（コード3およびコード4を中心に）
5. 学会分類2013をもとにした分類の意義
6. 学会分類2013（食事）コード3およびコード4の客観的分類方法
7. コード3およびコード4の適応となる対象者
8. 学会分類2013 コード3およびコード4の適応となる対象者のミールラウンドでの留意点
9. 学会分類2013 コード3およびコード4の適応となる対象者の栄養管理上の留意点
10. 在宅生活での応用

■ 嚥下調整食レシピ集105
　　コード3／コード4

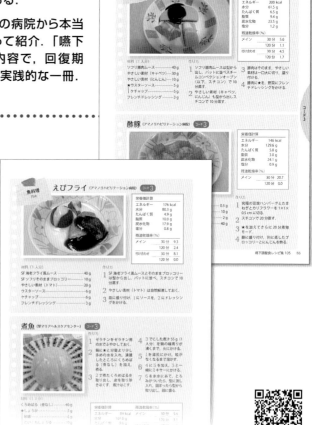

QRコードを読みとると詳しい情報がご覧いただけます▶

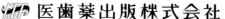

医歯薬出版株式会社

〒113-8612 東京都文京区本駒込1-7-10 TEL.03-5395-7610 FAX.03-5395-7611 https://www.ishiyaku.co.jp/